女人一定要懂的
婦科健康

解答月經問題、子宮肌瘤、婦科腫瘤、更年期、荷爾蒙等
——— **55個問題的完整指南！** ———

〔婦科腫瘤疾病權威〕**鄢源貴** 醫師 著

推薦序

鄔源貴醫師於2003年加入台北醫學大學婦產科團隊，幾年來在臨床工作上有極佳的表現，觀察他對病人的照顧非常盡心盡力，尤其婦科手術技巧精細熟稔，得到許多同業不錯的風評；現在運用忙碌醫師生涯撰寫這本《女人一定要懂的婦科健康》，解答病患諸多疑惑，文采豐富，令人頗有驚喜之感。

我認為這本書應當視為女性必備的「婦科保健手冊」，因為除了基礎知識之外，鄔醫師還以生動的文筆納入許多淺顯的描述，講到外科手術，他說：「手術的基本概念就像在果園中把雜花、野草、壞果子都清除掉……後續決定追加藥物治療的療程和種類，就好比在清理好的果園中，灑上農藥一樣。」這對於一般不具專業背景的讀者群來說，如此比喻很容易了解，我相信會減少病人與醫師溝通的困難。

鄔醫師寫作的另一特點是充滿對病患全方位關照的情懷，在描述女性疾病的症狀之後，詳述各種醫學處理治療的原則與趨勢，甚至也比較某些治療的優缺得失，另外我覺得更難得的是，同時也關照到病人術後的作息、飲食保健的生活。

健康的層次有三種：健康促進、預防醫學與罹病後的治療，大多數醫師都在臨床的層次奮戰，欣喜看到鄔醫師的著作能夠觸及健康促進的觀念，希望更多患病或未病的讀者，因為閱讀這本《女人一定要懂的健康養護書》，重拾或增進健康。

試管嬰兒之父
臺北醫學大學名譽教授
曾啟瑞 謹誌

推薦序

認識源貴已經有一段時間了，當時我們都在台北榮總婦產部服務。他那時擔任住院醫師，但由於住院醫師人數眾多，又必須常在不同的科內調來調去，接受不同的主治醫師訓練，因此我並不太熟悉他。直到他總住院醫師訓練結束，當臨床 Fellow 時，我們才漸漸熟悉起來。

當年在榮總我的臨床、手術工作都很忙，而源貴當臨床 Fellow 常跟在開刀房觀摩，因此我請他分擔一些臨床手術的工作。由源貴在手術上的天分頗高，不僅學得快，也能夠正確無誤的完成一些難度頗高的手術，自然獲得我充分的信賴和尊重。甚至其他北榮的主治醫師也會委請他代勞一些手術工作。就這樣他在我的工作團隊裡共同工作兩、三年，直到我轉戰台北醫學大學附設醫院。

本來有多家中、南部醫院提供高薪網羅源貴去服務，然而最後他選擇了和我共同移師北醫服務。由於源貴在婦科手術上的認真與熱忱，使得他的技術領域更寬廣，也更成熟。除此之外，他也在大眾醫療教育上著力頗深，經常接受媒體的訪問和在報章雜誌上撰寫專業醫療知識而逐漸打開知名度，並獲得廣大婦女民眾的迴響，使得他在臺灣婦科手術上已占有一席之地。

在源貴的成長教育中，我參與其中而體會很深。我希望他好，而且還要更好，或許他還必須更努力來提升自己。然而，我已經以他今天的專業能力為榮，更佩服他願意對臺灣所有婦女提供更多更廣泛的婦科醫學教育。

這本書的內容非常全面且易懂，相信讀過它的婦女朋友一定會感同身受。期待臺灣有關婦科的醫療通識教育，因為這本書的大賣而能夠更加發光發亮。

劉教授婦產科診所院長
台灣醫學大學婦產科教授
台北中山醫院婦科腫瘤科醫師
亞洲婦科達文西手術數量紀錄保持人

劉偉民 謹誌

推薦序

近年來腹腔鏡手術的進步，讓我們可以在病人的肚子上打三至四個1公分以內的小洞，就可以移除如嬰兒頭般大小的腫瘤，這在以前傳統的婦產科手術中，動輒就會留下15～20公分長的疤痕，才能移除腫瘤的狀況相比，是個很難以想像的進步。

隨著各種新的器械發明及技術的純熟，從最簡單的開腹探查到艱難的癌症腫瘤切除，大多都可以由腹腔鏡手術來加以取代，如此一來不僅可以減少病人所受的痛苦加速復原，對於病人心理及身體上外觀的衝擊也可以減少。

雖然腹腔鏡手術是否真的可以完全取代傳統手術，目前仍有爭議，但腹腔鏡手術在婦科的手術中已經蔚為主流，卻也是不爭的事實。

鄢源貴醫師的腹腔鏡手術技巧高超，在業界有口皆碑，造福的病人不計其數，除了臨床經驗豐富以外，鄢醫師在理論基礎上也不斷改良腹腔鏡手術的技巧，並且鄢醫師的論文曾經在世界婦產科內視鏡大會的論文比賽當中獲得第二名的榮耀，可說是一位技術與學理兩者兼備的好醫師。

在這本書中鄢醫師匯集了許多常見的婦科疾病，並以深入淺出的方式加以介紹，對於較為艱深的婦科腫瘤及婦女尿失禁的部分也有說明，不管對於一般婦女朋友或目前正在為疾病所苦、躊躇徘徊是否應接受手術的婦女來說，都有相當有用的參考價值。

相信這本書可以讓每位婦女朋友對自己的身體有更為詳細的了解，若是有疾病的話也能在有初步的概念後再與醫師洽談，以求自己的身體能得到最好的照顧及醫療。

幸福婦產科診所院長
中山醫院不孕症主治醫生

王伊蕾 謹誌

新版作者序

投入婦產科的工作，一晃眼也二十餘年了。回想起高中時期，母親因罹患卵巢腫瘤，輾轉介紹前往榮總進行手術，當時身為家屬的我，由於對病情不了解，也未獲得更多相關病情的資訊，心中滿是焦慮不安。見到主任醫師時，我甚至還會下意識地立正站好。多年後，我回到了北榮婦產科服務，當年的主任醫師成為我的指導老師。當年的我，希望得到更多的說明與關心，而後的我，則希望習得他的專業，並成為一位能讓患者感到如沐春風的醫師。

婦產科醫師，一個被形容有如夕陽般的行業。隨著出生率的急遽下降，醫療糾紛比例名列前茅，過去的榮景早已不再，這使得我在榮總接受住院醫師訓練時，不免感到意志消沉。在完成辛苦的訓練後，雖然自覺在精細手術技巧上頗有心得，但心裡仍覺得徬徨。就在一次與劉偉民醫師的懇談中，他的一席話觸動了我：「別管周遭的紛擾，先要有做大事的志氣。」這讓我更義無反顧地走下去，並很榮幸地獲得2001年全球婦科內視鏡醫學會年度論文競賽第二名，從此奠定了我朝向婦科微創性手術發展的基石。

後來，因緣際會轉任至北醫服務，正所謂萬事起頭難。還記得第一天門診時，開始人數是零，結束人數也是零，護士小姐很識趣地離開診間。更好笑的是，連掛號小姐不知道我的姓氏怎麼唸，真是令人難捱又苦惱。某天接到一通電話，是過去在榮總不甚熟稔的學姐——王伊蕾醫師，她希望與我建立合作關係：「我的診所常將需要手術的患者轉介到榮總去，但師長過於忙碌，不免讓患者頗有微詞。如果有個在專業上可以信任，且又可以和病人好好地溝通的醫師，那就好了。」她希望合作的夥伴除了要有絕對的專業外，更要有好的態度與耐心。我也相信，越專業越需要溝通，過去醫者高高在上的時代已不再。醫療是一種專業性的服務業。

隨著臨床患者與工作量的增加，我有了新的苦惱。門診有時像菜市場，在短短幾分鐘內，我要如何傳達專業與醫療術語，讓病人了解複雜的致病機轉、治療方式與癒後保養？對病人來說，總是希望多了解自己的身體、醫師所做的處置及其原因。良好的醫病溝通需要一個良好的翻譯官。後來，我將過去發表的文章，做成門診衛教的說明，患者可以在等待檢查的空檔或回家後這些書面資料，更清楚了解我想傳遞的訊息。同時我也在門診多準備一台電腦，蒐羅許多疾病的圖檔，看圖說故事，比空口談更讓人容易理解。雖然會讓自己更忙碌，但患者的反應讓我覺得一切都是值得的。

我希望從單純的臨床疾病照顧層面，擴及到疾病教育層面。早期「女人心事醫療服務網」（現為「幸福婦產科」官網），正是這領域的先驅者。在網站負責人王伊蕾院長的提攜下，我有幸成為該網站的成員之一，也徵得同意，將自己發表的文章及網站上各位醫師好友們的文章，包括王伊蕾、吳伯瑜、鄭愉文醫師等，集結成冊發行，以期為婦科疾病教育盡一份心力。

如今，這本書已經問世 11 年，我們迎來了增訂版。這七年間，醫學技術日新月異，婦科領域也有了許多新的發現和進展。我在臨床工作中也遇到了更多不同的病例，積累了更多的經驗和教訓。在這增訂版中，我更新了許多內容，加入了最新的醫學研究成果和臨床案例，希望能夠為讀者提供更全面、更科學的婦科健康知識。

回首這三十年的職業生涯，我深感醫學是一門不斷學習和進步的科學，只有不斷更新知識和技術，才能更好地服務患者。這本書是我多年來臨床經驗的總結，也是我對婦科健康知識的一次系統梳理和分享。我希望每一位讀者都能從中受益，掌握正確的婦科健康知識，提高自我保健意識，擁有健康、自信和幸福的人生。謹以此書敬獻給養育我的父母，也為自己行醫的路上做個註記，不忘「越專業越需要溝通」。

婦科腫瘤疾病權威
鄒源貴婦產科診所院長
台北中山醫學院婦產科主治醫師

鄒源貴 醫師

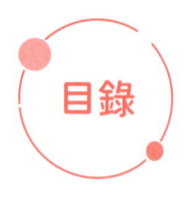

目錄

推薦序──曾啟瑞 醫師　　　　　　　　　　　　3
推薦序──劉偉民 醫師　　　　　　　　　　　　4
推薦序──王伊蕾 醫師　　　　　　　　　　　　5
新版作者序　　　　　　　　　　　　　　　　　6

01 Chapter
闖入祕密花園

女人的生命週期　　　　　　　　　　　　　　14
了解妳的生殖器官　　　　　　　　　　　　　25
婦產科醫師內診在做些什麼？　　　　　　　　29
十大婦科問題 Q&A　　　　　　　　　　　　　32

02 Chapter
跟月經異常說 bye bye

咦！我的月經為何越來越少　　　　　　　　　38
MC讓妳抓狂嗎？談週期性的經痛　　　　　　 41

子宮異常出血的鑑別	47
經前症候群	50

03 Chapter
寵愛自己（一般婦科疾病）

難以啟齒的外陰部常見現象	56
呵護妳的陰部	60
擺脫惱人的白帶	63
生殖道感染發炎	65
癢癢癢～擺脫黴菌的糾纏	69
披衣菌感染	71
急性腹痛	74
慢性骨盆腔或下腹疼痛	82
別讓骨盆腔炎找上妳	90
多囊性卵巢與高雄激素症	93
高泌乳素症	97
不是回春而是警訊	100
更年期來報到	102

04 Chapter

婦科腫瘤知多少？

血瘤？水瘤？談令人一頭霧水的婦科腫瘤	110
子宮肌瘤	114
子宮肌瘤、肌腺症的新選擇——熱消融手術	120
子宮肌腺症，還是子宮肌瘤？	127
我有子宮內膜異位症嗎？	132
巧克力囊腫是什麼？	139
小心子宮內膜異位症併發癌症	146
卵巢囊腫	151

05 Chapter

婦癌的診斷與治療

婦科生殖道癌症的概述	156
子宮頸癌的預防	157
子宮頸癌的診斷	163
子宮頸癌前期病變治療	170
卵巢癌	175

子宮內膜癌	179
子宮體惡性肉瘤	184
妊娠滋養層細胞疾病（葡萄胎）	188

06 Chapter
找回健康──婦科微創性手術應用

認識腹腔鏡手術	194
腹腔鏡與子宮鏡的比較	201
我真的需要切除子宮嗎？	205
骨盆腔生殖器脫垂	213
子宮脫垂	216
婦女尿失禁	222
婦女尿失禁微創手術治療新趨勢──人工韌帶（吊帶）	227
微創手術在子宮肌瘤治療中的應用	230
腹腔鏡手術在婦癌治療中的應用	234

07 Chapter
說不出口的祕密心事～兩性之間

性行為的過程及性器官的變化	238
性高潮時的潮射現象	240
女人的性交疼痛	242
為何會發生性交後出血	244
還好不是真的得了菜花！	246
常見的性病	248
催經與延經	252
安全期真的安全嗎？	254
避孕藥的來龍去脈	260
人工流產的併發症及後遺症	268
流產後身體的變化及調養	272
子宮切除還能性福嗎？	278

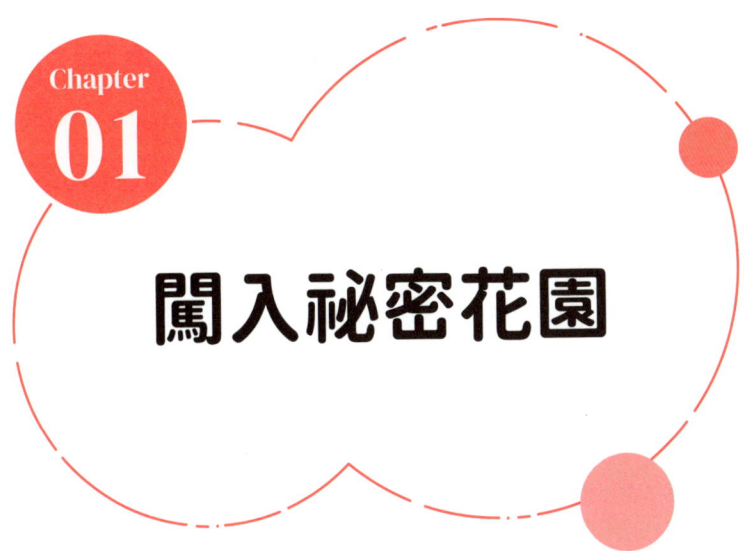

女人的生命週期

女性從青春期發育、月經來潮到生育期，最終至月經停止，都與卵巢功能息息相關。卵巢是位於盆腔內的一對生殖腺，約4×3×1釐米大小，重5～6克。內有著數以幾十萬計的卵泡，每個卵泡內都包含卵子。女性到了青春發育期，卵巢內的卵泡開始生長發育並分泌雌激素。雌激素能促進女性生殖器官等發育，同時也能促使女性性徵發育和體態的變化，如乳房發育、臀部脂肪堆積等。

到了性成熟期，卵巢建立了週期性的排卵功能，即每個月排出一個卵子，此時，卵巢除了分泌雌激素外，還產生了孕激素，後者作用於女性的生殖器官，為孕育新生命做準備。但若卵巢排出的卵子未能受孕，則子宮內膜脫落，這就是月經。因此，規律的月經是卵巢功能正常運轉的呈現。

雌激素與女性皮膚有密切的關係，女性皮膚白皙、光潤、細膩、柔滑，這除了與遺傳、營養等因素有關之外，主要還與雌激素的作用有關。而現代醫學還發現，雌激素對人體的作用超過200多種，其中關係較密切的除了皮膚外，還有心血管、脂肪代謝、骨骼發育、眼睛、牙齒、消化道、神經系統等。因此，卵巢承擔著繁衍後代的生殖功能，還因其分泌雌激素，而攸關女性一生的健康。

一、青春期

一般青春期開始的時間，約為8～14歲之間，主要的影響因素為基因遺傳，但是營養狀態、健康狀況、居住環境、日照程度以及精神狀況也有關係，例如：胖的人月經可能來得較早；營養不好的人則會來得較晚。在這個時期，身高、體重會明顯增加且會超過同年齡層的異性，第二性徵會慢慢出現，胸部及臀部皮下脂肪增加。隨著荷爾蒙的調節，身體的各個系統趨於成

熟,身高的增加速度慢慢趨緩,但是皮下脂肪則會繼續增加,為未來成熟期的受孕、懷孕功能做準備。

女性生殖器官的各部分從幼稚型變成了成人型,開始的時間依據人種、遺傳、地理因素、個人生理心理因素及營養狀況有很大的差異性,不過一般是在8～10歲之間,由於性荷爾蒙的發動而產生了種種的身體變化,最明顯的就是乳房的成熟、陰毛的出現及月經的到來,茲詳細敘述如下:

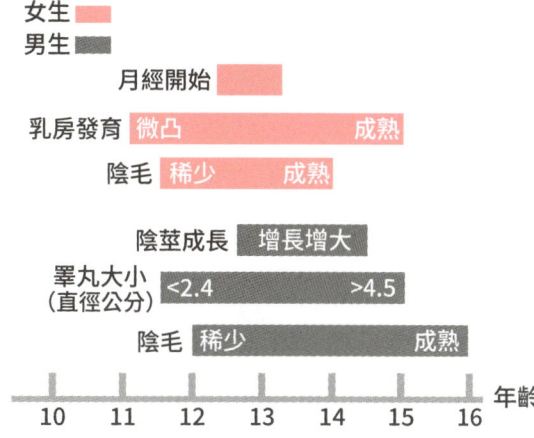

1. 乳房的變化

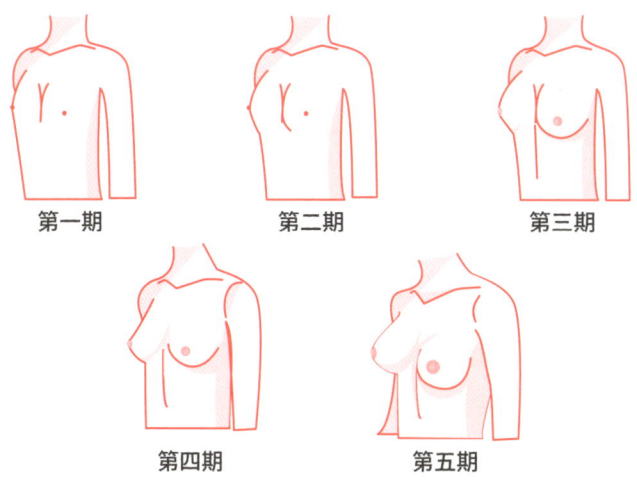

▲ 乳房的發育狀況可以分成五期,東方人多半是發育至第三或第四期而已,因此胸部通常比較小一些。

通常在9～10歲之間開始發育,由於受到雌激素的刺激,乳房飽滿隆起、乳頭長大、周圍乳暈顏色加深以及乳腺開始成熟分化。一般而言,平均

在15歲左右發育完全,但是也有些人一直到18歲尚未完全發育,基本上乳房發育的時間與最終發育的狀況因人而異,且與遺傳、個人健康及營養狀況有關。

2. 第二性徵出現

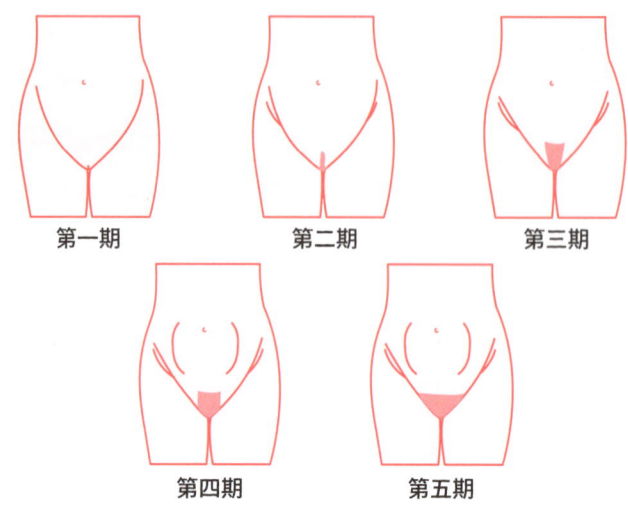

第一期　　　第二期　　　第三期

第四期　　　第五期

　　外陰先長出陰毛,繼而腋窩內出現稀疏的腋毛,全身皮下脂肪增加,髖部和胸部變化更為顯著,身體出現明顯的曲線,呈現出女性所特有的體形和身材。此外,聲音也有所改變,如音調變高等。陰毛的出現,一般是在10～11歲時出現,一開始只是一些稀疏的陰毛出現在大陰唇上,接著在陰阜的下半部長出較濃捲的陰毛,最後長成類似成人的倒三角型,分布在整個陰阜,完全成熟後還會分布到大腿的內側。

　　出現陰毛的這個現象最主要是與雄激素有關,尤其是以卵巢分泌的雄激素影響最大,這些雄激素還會造成皮膚的油脂增加,產生青春痘的困擾;陰阜隆起,大陰唇變肥厚,小陰唇變大、變黑;陰道增長、增寬,陰道黏膜變厚,出現皺襞;子宮增長,以子宮體的增大最為明顯,此時的子宮體約占全子宮長的2/3;輸卵管變粗,彎度減少;卵巢增大,表面稍呈凹凸不平。

16　女人一定要懂的婦科健康

3. 初經的來臨

初經的出現是女性青春期一個重要的通告,表示下視丘→腦下垂體→卵巢這個控制女性排卵生育的機制開始運轉逐漸成熟,通常出現在12～13歲,初經剛來時一般還很不規則,但是在兩年內會逐漸產生規律性的排卵,月經也會開始變得穩定下來。剛開始,青春期的月經從每21天或每35天來一次都很常見,也都算正常。一般來說,第一次月經來潮(初經)的年齡約在9～17歲之間。

「初經」是小女孩變成女人的重要指標。但初經一來,並不代表有生育能力,因為最初幾個月的月經週期,往往是「無排卵月經」,只是子宮內膜受雌激素而增生,因無黃體素支撐而「崩盤」。初經剛來時,的確會造成心理上的震撼及生理上不適的經痛現象。更令人困擾的是初經後的月經,彷彿是少女的心情捉摸不定,有時很快就來,有時又不來,來的期間和經血的量也不一定,更會隨著心情或壓力而改變。

二、成熟期

卵巢功能成熟且有性激素分泌,並出現週期性排卵,稱之為「性成熟期」。此時卵巢生殖功能和內分泌功能最為旺盛。

一般而言,女性性器官功能自18歲左右開始逐漸成熟,將持續約30年左右。23歲以後,全身及生殖器完全發育成熟,進入最旺盛的生育期。此期間,卵巢完全成熟後,將呈現出週期性的變化,每個月(一般為28天)排卵一次,由於週期性地產生激素,因此有正常的月經排出。

這一時期女性特徵特別發達,除了卵巢有週期性的排卵之外,生殖器官甚至整個身體均隨月經而有週期性的改變。這個階段的女性,身體內部各方面發展穩定變化不大,但是外在的改變包括結婚、懷孕、生子、育兒等事件都會對女性的身體產生很大的衝擊。成熟期常見的問題,如在更年期之前,身體慢慢開始有老化的現象,脂肪開始堆積在腹部及內臟部位,體型再度發

生改變，而相關的慢性疾病，如肥胖症、糖尿病的發生機率增加。另外，因為懷孕、做家事等因素，腰痠背痛、肩頸痠痛的情形也很常見。

● 月經週期

從月經明顯來潮的第一天開始計算，正常月經週期是規律的介於21～35天。期間以排卵日前後區分為：濾泡期、黃體期，其中主要受到四種荷爾蒙的影響，包括FSH促濾泡成熟激素、LH黃體成長激素、Estrogen雌激素、Progesterone黃體素。

- **濾泡期（Follicularphase）**：又稱作卵泡期，增殖期濾泡期的天數比較不固定，有的人7天，也有人長達21天。從月經第一天開始，腦下垂體分泌的促濾泡成長激素（FSH）會刺激卵巢的小濾泡長大成熟的過程，稱之為濾泡期。若是卵巢的小濾泡都用盡了，再多再高的FSH也沒辦法刺激出任何的卵子時，那就是卵巢衰竭更年期的到來。所以常用抽血FSH來偵測卵巢是否退化。
- **排卵（Ovulation）**：當濾泡長大至足夠大小時（約20～24mm），腦下垂體快速且大量分泌黃體成長激素（LH），刺激濾泡排卵。
- **黃體期（Lutealphase）**：又稱作分泌期，濾泡排完卵後叫做黃體，黃體會分泌黃體素、也會跟濾泡一起分泌雌激素，雌激素刺激內膜生長增厚、黃體素穩定內膜，這段時間就是黃體期，通常天數固定為14天。如果沒有懷孕受精卵著床在內膜的話，內膜會脫落形成月經。而每次月經週期就會重複一樣的過程。

三、更年期

「更年期」定義為女性由正常的卵巢功能逐漸衰退至不具功能的過渡期，這個期間由於卵巢分泌的女性荷爾蒙減少，可能引起身體上諸多的不適。停經年齡平均約為50歲，但45～55歲，甚至是40～60歲皆可視為正

常範圍。而少數女性在40歲以前，更甚者在20～30歲間，即因卵巢功能提早衰竭而停經，則稱之為「早發性停經」。其他停經的原因，有因手術後停經（子宮切除或兩側卵巢摘除）以及放射線或化學治療等因素。

更年期女性由於女性荷爾蒙分泌不足，會產生種種生理上、內分泌學上和精神上的一些症狀，可稱為「更年期症候群」，如熱潮紅、盜汗、頭暈、頭痛、失眠、失落感、情緒不穩、疲倦、腰痠背痛、陰道乾燥行房不適、性慾降低、皮膚乾燥、視力減弱、記憶力衰退等，但因個人體質不同而可產生多達十多種的症狀，皆可能由於女性荷爾蒙（或稱雌激素、動情素）缺乏所造成，而影響了睡眠、工作及生活品質等。更年期的症狀，包括：

1. 精神方面

出現失眠、焦躁、憂鬱等情緒變化，這些症狀很容易被誤認為「中年危機」或「空巢症」，甚至會被認定為「精神病」，一直服用精神藥物無效後才警覺可能是更年期的問題。

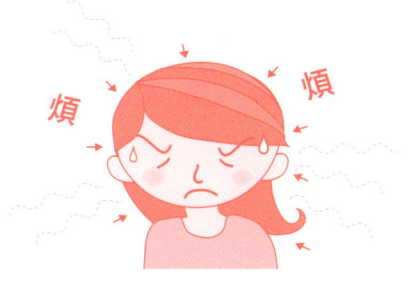

▲ 心情煩躁是更年期最常見的情況。

2. 神經血管控制失調

最明顯的症狀是熱潮紅，身體突然感覺一股躁熱往臉部、頸部、胸部衝，幾秒鐘就消退，伴隨著有心悸、盜汗，在冬天也得更換幾次襯衣，而且這種症狀也可能在睡覺時出現，不但擾人清夢，也影響了生活品質。

3. 皮膚及陰道、尿道表皮萎縮

皮下組織及水分減少，失去光澤。另外，陰道表皮萎縮引起退化性陰道炎，容易有陰道癢、刺痛、性交疼痛等現象。尿道表皮萎縮則可以引起無菌性尿道炎、頻尿及尿失禁等症狀。

4. 月經異常

經期變得不規律，月經量變成很多或很少，最後終於停經。以上的症狀常在女性荷爾蒙減少的2～5年間逐漸出現，但是兩側卵巢摘除者所造成

的停經症狀，在術後很快出現。有些婦女並沒有感覺到任何的停經症候，但大部分婦女或多或少有上述幾項或全部症狀，只是這些症狀還是可以忍受的，只有少數婦女有嚴重停經症，使其身心俱疲、生活大亂，痛苦不堪。

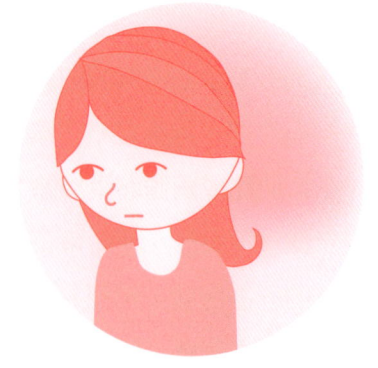
▲ 皮膚失去光澤也是女性頭疼的問題。

要正確診斷是否為更年期障礙，除了症狀外，最好需求助於婦科醫師，進行詳細的荷爾蒙檢查，以確認是否為女性荷爾蒙下降、腦下垂體激素上升，即可知道是否為更年期。雖然更年期障礙的症狀，大部分忍耐個幾年，極可能適應，但由於荷爾蒙缺乏，久而久之，會造成骨質疏鬆及罹患心臟血管疾病的機會上升，因此對更年期障礙千萬不可置之不理。

● 適時補充荷爾蒙，舒緩更年期不適

一般來說，補充女性荷爾蒙可以短期舒緩更年期所產生的症狀，如熱潮紅、心悸、失眠、盜汗、情緒不穩、陰道乾澀以及頻尿等。對於骨質流失，也有抑制的效果。

因此，美國國家衛生院（NIH）的聲明中也指出：「如果是短期使用荷爾蒙來緩解更年期症狀，好處仍多於副作用，為相當合理的用藥方式；如果是為了預防疾病而長期使用，由於美國國家職業安衛生研究所（NIOSH）發現的諸多副作用，則應該重新評估。」沒有更年期症狀的停經婦女，對於要不要補充荷爾蒙，自然應該慎重評估；但是有嚴重更年期症狀的婦女，

▲ 失眠也是常見的症狀之一。

使用前仍需多了解、多諮詢、多溝通三原則，依個人的健康狀況謹慎使用。

2002年7月9日，美國國家健康研究院的研究發表以後，許多報導都偏向於補充5年的荷爾蒙會導致乳癌，以至於引起使用荷爾蒙婦女的恐慌。其實在這個研究中，提到荷爾蒙補充可能帶來的風險以外，也提到補充荷爾蒙的好處：

◎ 可能的風險

心臟病風險增加29％，乳癌的機會增加26％，中風機率增加41％，肺部血栓增加113％。

◎ 可能的好處

大腸直腸癌的機會下降37％，子宮內膜癌降低17％，大腿骨骨折降低34％，其他原因所引起的死亡機率降低8％。

綜合來說，所有的心臟血管疾病（包括動脈和靜脈）機率增加22％，所有的癌症機會增加3％，所有的骨折機會降低24％，所有的死亡率降低2％。

這一個研究的主要目的並不是在調查荷爾蒙補充療法對於更年期症狀的治療效果，因為這個問題已經有相當明確的結論。其主要目的是在於評估荷爾蒙補充療法是否有預防心臟血管疾病的效果，結論是令人失望的，也就是長期補充荷爾蒙，並沒有預防心臟血管疾病的作用，反而會使中風和心臟病的風險增加，由於並沒有達到預期的效果，因此終止了研究。另外，這個研究也有幾點值得注意的地方：

1. 已經切除子宮，只有補充雌激素的婦女，乳癌的機率並沒有增加，因此研究仍然繼續進行，並未中止。
2. 這一個研究只有針對美國惠氏藥廠某一個劑量的荷爾蒙配方，研究的結果是否適用於其他藥廠的配方或是不同的劑量，仍有待進一步研究。
3. 對照組的受試者當中，有很高的比例並沒有持續到研究中止而中途退出，可能影響到研究結果。

● 荷爾蒙治療要點

補充荷爾蒙和所有的藥物一樣，有其治療的效果也有可能的副作用。我們沒有必要認為補充荷爾蒙可以「有病治病、沒病強身」，也大可不必將之視為毒藥，避之唯恐不及，而是要由醫師以專業的角度，評估個人的更年期症狀以及體質，決定適不適合補充荷爾蒙。臺灣更年期醫學會於2004年5月6日再次召集工作小組會議，正式提出「2004年臺灣更年期醫學會荷爾蒙治療指引（Hormone Therapy Guidelines：2004 Taiwanese Menopause Society Position Statement），並於2007年修訂，針對台灣更年期婦女的荷爾蒙治療準則已有明確建議。該準則主張以荷爾蒙療法作為緩解更年期症狀的主要方式，尤其對於存在骨質疏鬆症狀或危險因子的患者更加推薦，然而不宜僅用於心血管疾病的預防。建議於停經後的前十年內開始使用，並考慮採用低劑量療法。對於60歲以前的使用者，荷爾蒙療法被證實具有保護心臟血管的作用，但超過60歲長期使用則建議評估風險。

這份準則的十二點要點如下：

1. 在開始荷爾蒙治療前，所有婦女都應接受全面的評估和檢查。持續使用荷爾蒙治療的婦女，每年至少應定期接受一次檢查。
2. 醫師應提供專業諮詢，告知婦女荷爾蒙療法的效益和可能的風險，以幫助她們做出是否需要使用的決定。
3. 荷爾蒙治療仍然是最有效的方法來緩解更年期症狀，如熱潮紅、盜汗、心悸、失眠、陰道乾澀、泌尿道萎縮等。對於僅治療局部症狀的患者，如陰道萎縮或性交困難、萎縮性尿道炎，建議使用局部性雌激素療法。低劑量陰道雌激素治療無需合併使用黃體素。
4. 荷爾蒙治療已被證明能夠降低停經後骨質疏鬆症和大腸癌的風險。建議停經婦女應做一次DEXA（Spine AP View）骨密度測定，若確診為骨質疏鬆症且無特殊禁忌，則建議使用荷爾蒙治療五年以上。對於早期卵巢衰竭和年齡小於60歲的停經婦女，若評估出存在骨質疏鬆症危險因

素，應優先考慮使用荷爾蒙療法。

5. 目前的證據顯示，60 歲以前使用荷爾蒙治療可以保護心臟血管。然而，長期使用超過 60 歲則建議評估風險。不建議僅為了預防心血管疾病而使用荷爾蒙治療。對於保留子宮的停經婦女，可以考慮使用其他藥物或方法來降低心血管疾病的風險。

6. 停經初期婦女（Early Post Menopause）如使用荷爾蒙治療，引起乳癌增加的機率極低。使用雌激素合併黃體素治療超過五年，乳癌發生的危險性會稍微升高，但升高的程度並不具統計學的意義。

7. 根據 2004 年 WHI 研究報告顯示，子宮切除後的停經婦女單獨使用雌激素，會增加中風的危險，但顯著減少股骨頸骨折的危險。平均使用雌激素 6.8 年，乳癌的發生率稍微減少，同時不會影響冠心病的發生率。

8. 子宮完整的婦女在使用雌激素治療時，應同時處方適當的黃體素，以預防子宮內膜增生；對無子宮的婦女則無需處方黃體素。合成黃體素（Progestins）似乎會有促進乳癌及冠心病的不良作用。

9. 針劑荷爾蒙療法，因其長期使用之療效及危險性仍未確定，不建議使用。

10. 荷爾蒙治療在停經 10 年以內開始使用，則其效益高且風險低，使用時應優先考慮低劑量療法。

11. 停經婦女不需常規補充男性荷爾蒙，但對男性荷爾蒙缺乏之停經婦女（如曾接受雙側卵巢切除或腎上腺功能失調婦女），則有顯著療效，如提升生活品質及改善性功能。

12. 雖然有些報告認為植物性雌激素對更年期症狀有所幫助，但其療效有限，與安慰劑相比較無顯著差異。因臨床研究證據不足，在選擇此類產品時，須謹記「並非所有植物性雌激素皆安全有效，臨床驗證與否是唯一的保障」。

四、老年期

　　老年期是指更年期後的生命時期，人體各種生理功能開始衰退，性腺功能減退至消失，機體逐漸老化。老年期一般指65歲以上，身體的各個功能系統開始萎縮、退化。皮膚皺紋的增加、乳房的萎縮及毛髮的脫落等造成女性外表的衝擊；肌肉萎縮、骨質流失、關節痠痛、記憶衰退等也是常見的症狀；血管硬化、中風、冠狀動脈疾病的發病率也持續攀升，應定期婦科檢查，便於早期發現生殖器官惡性腫瘤及早期診治。

　　老化是人生的必經過程，不要讓自己整天沉溺於「人老了沒有用」或「臉上又多了幾條皺紋」等負面的情緒上，最好能邀約三五好友一同敘舊，學習一些新鮮的事物，隨時保持心情愉快；維持均衡的飲食，攝取足夠的鐵、蛋白質、維他命等食物，以便有抵抗力來對抗疾病；規律的運動，能幫助妳維持良好的健康與體態，不要整天窩在家中睡覺或與電視為伍，選一個自己喜歡的運動，並持之以恆；定期健康檢查，以確保身體無恙。只要把握上述幾個要點，相信年長者也能品味人生，就從現在開始預約一個美好且優質的老年期吧！

了解妳的生殖器官

妳對妳的生殖器官了解多少？從懵懂的少女到第一次月經的到來，許多人都有些不知所措，到底什麼是陰道冠？什麼是子宮頸？真的想問也不知道該問誰，有的人甚至到了三、四十歲，還不知道卵巢、子宮在哪裡，我想，我們常聽到「愛別人先從愛自己做起」這句話，好好地了解自己的生殖器官其實是非常重要的，現在就讓我們一起來了解女性特有的構造吧！

大、小陰唇

大陰唇位於兩大腿內側，其外側的顏色與鄰近的皮膚相當，而性成熟後因皮膚色素沉著，顏色也變得較深。平時，大陰唇左、右兩片呈閉合狀態，以防止異物入侵內部的小陰唇、陰道口、尿道口等部位。性興奮時大陰唇則會充血膨脹，並於中線分開為兩片，讓陰道口顯現，以利性行為的進行。

小陰唇位於大陰唇內側，柔軟且富有彈性，多呈現淡紅色，有豐富的神經分布，因此感覺十分敏銳。又小陰唇的大小和形狀因人而異，有可能不對稱、一邊大一邊小或突出大陰唇外，這些都是正常的現象，無須太過掛心。

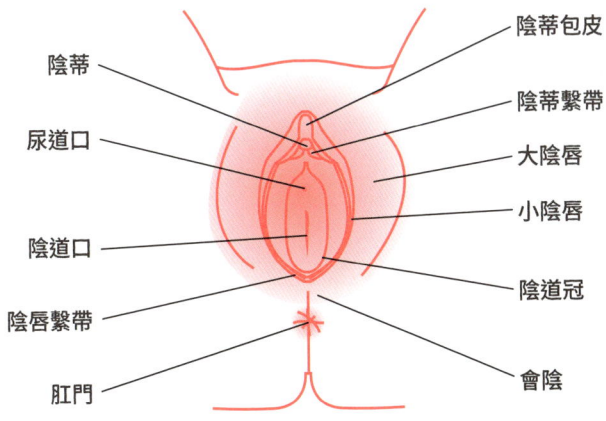

Chapter 01　闖入祕密花園

陰蒂

從外觀看陰蒂是在小陰唇的頂端，它在胚胎發育的過程中，相當於男生的陰莖，它含有豐富敏感的神經末梢，其密度要比龜頭周圍組織高出許多，在性行為中也會勃起、腫脹充血。

陰道

當女性在生產和性交時，陰道的長度和直徑可增大 2～3 倍。平時，其形狀呈扁平且陰道口封閉的狀態。一旦興奮時則會分泌出大量的體液，可以潤滑陰道以利性行為。此外，陰道內有一個非常敏感的區域稱之為 G 點，當陰蒂受到刺激時，陰蒂會因 G 點的輔助下，可能產生快速的強烈高潮。值得一提的是，由於女性在生理構造上尿道口與陰道口相當的接近，都在小陰唇內部，因此陰道或肛門的細菌很容易就會進入尿道中，使女性產生尿道炎。

陰道冠

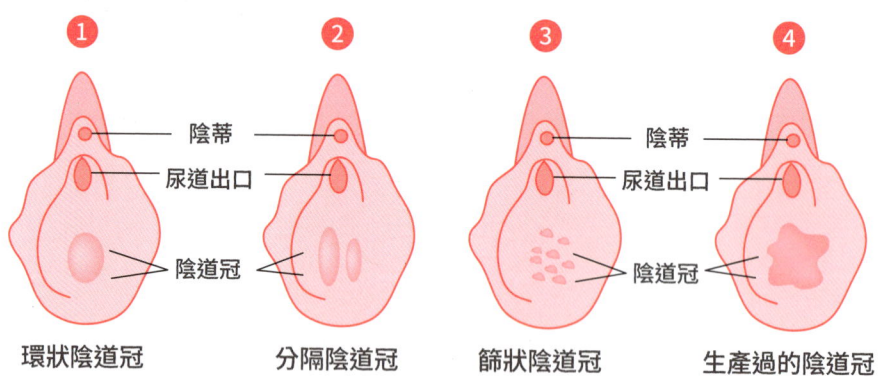

陰道冠早期被稱作處女膜，其實它是環繞在陰道口的一圈肉，開口可能大也可能小，有的人甚至是完全閉合的，若是如此，那麼月經來時，經血就會積在陰道內，造成腹痛。同時也會造成男性陰莖無法進入，導致性交困難。女性在第一次的性行為時，這圈肉環可能會破損或被撐裂，裂傷的部

分會出血,因而造成所謂的「落紅」。不過,當陰道冠較鬆弛或是較有彈性時,也可能不會出血。

子宮

子宮為女性最重要的生殖器官之一,位於骨盆腔中央,似倒置的西洋梨形狀,為月經來潮和孕育新生兒的重要場所。在未懷孕時,子宮的直徑只有幾公分。上端左右兩側連接兩條輸卵管,下連接到陰道,在子宮上還有兩條韌帶連接卵巢。

如果我們把身體做縱剖面,如下圖,可以看到膀胱、子宮、陰道的相對位置。子宮通常是向前傾的,但部分人則是向後傾,如果骨盆腔內沒有病變,向後傾也沒有什麼關係,並不會影響到懷孕。

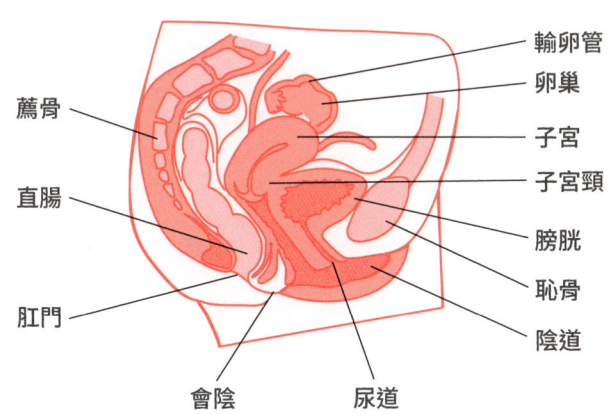

卵巢／輸卵管

在青春期後,卵巢開始有排卵功能,排出的卵子如果沒有進入輸卵管,會在腹腔內自行吸收掉,如果進入輸卵管後沒有與精子結合,也會萎縮消失。在月經週期的開始,我們的腦下垂體會分泌荷爾蒙,刺激卵子的成長,同時卵巢的動情激素及黃體素也會使子宮內膜開始增長,以因應將來胚胎著

床成長，到了週期的第14天左右，卵子會破殼而出，進入輸卵管，這時候原先卵子在卵巢裡住的殼會變成黃體，分泌出大量的黃體素，使子宮內膜更加的肥沃，不過如果兩星期後，胚胎沒有著床，這些增厚的子宮內膜就會脫落，形成經血流出來。

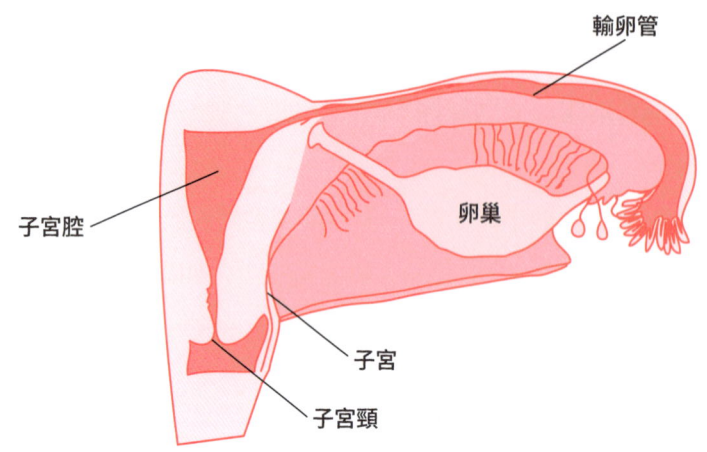

▲ 將子宮橫切的話，可以看到子宮、子宮頸、卵巢、輸卵管的相對位置。

婦產科醫師內診在做些什麼？

在過去超音波儀器尚未發達的時候，內診檢查是婦產科醫師最重要的檢查步驟，雖然現在儀器進步了，內診對醫師而言，從預防保健到許多疾病的診斷上，還是有著無可取代的地位。不過提到內診，若沒有看過婦產科，或許不知道是什麼樣的檢查，就算是有做過類似的檢查，許多婦女還是不了解到底醫師做了什麼，能夠知道些什麼，甚至是當時到底有沒有進行內診的必要性。總會有人對檢查的方式及結果產生疑惑，例如：「為什麼已經做了內診，還看不到子宮內膜」或是「已經做了抹片，應該卵巢、子宮都沒有問題了吧！」。

除此之外，在面對陌生的醫師，內診其實也是讓許多婦女對婦產科望而卻步的原因，婦產科醫師，特別是男醫師，要如何在短短的看診時間內減少病患的緊張，也是一個高難度的工作。不論如何，如果能夠多了解一些醫師可能會進行的步驟與能夠檢查到的問題，不但能夠減少妳對內診的恐懼感，也可以知道會有哪些狀況發生，甚至也可以知道哪些是醫師不該做的步驟。

進行內診的階段

內診時，醫師會直接檢查從外陰部、陰道至骨盆腔內可能產生問題的部位，中醫有所謂的望、聞、問、切，其實西醫也是相仿的，不過定義要稍作修改一下。醫師首先會了解妳的症狀（問），再做內診，看看有沒有問題（望），若有分泌物，醫師從採集分泌物的外形、味道（聞），判斷是什麼樣的感染，最後再做診斷治療（切）。

在做內診之前，醫師會先問妳有沒有真正的性行為，也就是有讓陰莖進入陰道內，如此一來在檢查時才能了解能不能使用擴陰器，也就是將擴陰器放入陰道檢查，以免陰道冠受到損傷。在了解這些狀況之後，妳可以與醫師

討論內診的必要性，記住妳還是有權利不做內診的，但是若真的需要的話，切勿為了不做內診而延誤病情。

如果已經準備好要進行內診，醫師會請護理師帶妳進入內診室，然後請妳把內、外褲脫掉，再直接躺在內診台上，這個雙腳打開的姿勢會讓不少人覺得不自在，因此醫護人員會用布蓋住下半身或隔開，讓醫師與妳不會面對面，以減少尷尬。內診時醫師會先戴好手套，依據妳先前提到的症狀，視需要檢查外陰的外觀，大、小陰唇有無異狀，陰毛所在的皮膚、毛囊有無問題，然後會將小陰唇輕輕的張開，這時候尿道口、陰蒂、陰道冠這些地方的狀況就可以直接以目測的方式進行檢查。

若問題是出在陰道內，接下來醫師就會使用適當大小的擴陰器放入陰道中撐開，在足夠的燈光下，醫師可以直接看到陰道壁、子宮頸及分泌物的狀況，如果需要做抹片，也可以用棒子直接採取子宮頸剝落的細胞做化驗。雖然抹片可能採集到由子宮內掉出來的細胞，不過子宮內部是無法直接看到的。在檢查的過程中，醫師也會視分泌物的狀況及感染加以治療，用一些棉球或是消毒液清洗陰道，妳可能會覺得有些刺痛感，如有需要會放置塞劑，或是使用一些陰部的藥膏來治療陰道炎等問題。

當醫師懷疑問題來自於在肚子時，也確定了陰道的狀況後，接下來會將擴陰器取出，用兩隻手來檢查骨盆腔內的問題，醫師會將一根手指放在陰道中，另一隻手放在小腹，而兩手之間感覺到的就是子宮、卵巢這些骨盆腔的器官，若有長腫瘤、發炎疼痛等，便可以檢查得到。假使患者有子宮內膜異位在骨盆腔底，用手也可以感覺到這些結節組織，了解這樣的狀況之後，便能理解醫師為何要將手指放到陰道，檢查到這個步驟，內診也就告一段落。

早期發現、早期治療

其實許多的醫病緊張關係，都是由於溝通不良或是病患對檢查、治療的不了解所造成的。對許多醫師而言，他們覺得理所當然的事情，妳可能只是

一知半解；內診對醫師來說雖然是單純的檢查步驟，但是對看診婦女來說，卻是需要突破心防，鼓足勇氣面對的。真誠的希望每位患者都能找到信賴的醫師，讓看診也可以是舒服愉快的經歷。因此一旦感到身體不適，千萬別隱忍，也別因害怕內診而拒上婦產科，錯失疾病診察與治療的黃金時機，以其達到早期發現、早期治療的好處。

看婦產科時的注意事項

1. 找可信任的醫師就診。
2. 穿著裙裝，勿穿褲襪，以方便內診。
3. 上診所前不需要清洗陰部，以便診斷。
4. 坦然面對醫師，不要有所隱瞞。
5. 進行任何診察時，應有護士在場，若不放心可請女性友人在一旁陪診。
6. 仔細告訴醫師不適的症狀。
7. 配合醫師的療程，切勿因心急而亂投醫。

註：此篇文章為吳伯瑜醫師的著作，並獲得他的授權，得以收錄於本書中。

十大婦科問題 Q&A

因為現代醫療發達，每一位醫生的專業領域分工越來越細，婦產科就有婦科與產科的分別，而婦科除了手術處理還可以再細分為婦科癌症、婦科泌尿，還有因應高齡社會而越趨常見的骨盆重建，或是針對不孕症再細分生殖內分泌等。一般來說，平常婦產科門診還是以婦科、產科、不孕症這三個屬性較多，可以視為女性的家醫科，以下就是婦產科常見的十大問題。

問題一：經痛是怎麼造成的？

經痛是子宮會發出一個強烈的收縮，要把異物排出去的概念，所以有些會誘發經痛。經痛有好幾種原因，一是原發性經痛，即為先天都會經痛的體質，基本上疼痛程度不會越來越嚴重，症狀也較一致；另外一種續發性經痛，簡單講就是因疾病所致，例如子宮內膜異位、子宮頸沾黏致經血堵塞、少數子宮肌瘤也會。

一般來說使用止痛藥的時機，就是經期初期開始不舒服的時候，就先服藥讓發炎程度下降，發炎就像一把火在燒，等到火燒很大的時候再去滅火時，症狀改善不多，因為已經造成破壞。要吃非類固醇類的止痛藥，一般會建議盡早並且規律的服藥，如果經痛三天，就乖乖地吃三天，或是找到自己的最低的需求量規律吃。若斷斷續續，很可能造成日後服用的劑量遠超過規律服用的劑量，對肝臟、腎臟及腸胃道也會造成負擔。

建議女生在月經期不要喝冰冷飲料，因為冰冷飲料其實會誘發一些肌肉收縮、子宮收縮，就容易經痛，子宮收縮太強，經血會因此排不下來，腹部就會更脹更不舒服，排不出來的經血就往肚子回流，自然就增加子宮內膜異位的機會。腹部保暖對女性來講是重要的，尤其在月經期間，天氣若太冷，也建議放個暖暖包在腹部溫敷改善經痛。

問題二：月經來時身體其他地方跟著不舒服

月經是從子宮腔排出，子宮內膜異位除了會造成經痛，跑到子宮會變成肌腺症，常會造成經痛、經血量增多，甚至造成噁心嘔吐；跑到腸子就會腹瀉拉肚子，甚至嚴重會肛門痛；跑到膀胱有時解尿會痛甚至血尿；若穿過腸子跑到腸黏膜就會血便；跑到輸尿管若嚴重到堵住導致輸尿管或腎臟水腫，經期時腎臟及後腰高位就會很不舒服。若經期結束後症狀就消失，大致上就是子宮內膜異位導致。

問題三：女生有子宮肌瘤是常見的嗎？

子宮肌瘤是婦女最常見的子宮良性腫瘤，生育齡約 20～30%，年紀越大比例越高，近停經前甚至高達 40～50%。

而在婦科手術裡面，肌瘤就占了手術的七、八成，不過肌瘤惡化的機會其實不高，有些人也不會有任何不適的症狀，發展成子宮肉癌也相當少見。因此面對子宮肌瘤，可以觀察對生活造成的影響，如果在可控範圍內，就與之和平共處；若影響到健康，例如經期出血異常、嚴重貧血、頻尿、便祕、導致睡眠不足，甚至影響懷孕時，就有必要考慮手術移除。只要肌瘤長在子宮腔，壓到子宮腔或是太大，都可能危及到懷孕狀態，甚至導致流產。

雖然肌瘤在懷孕期間有 40～50% 機率會跟著胎兒長大，孕程會有許多不適，但若懷孕前都未造成不適，仍會建議先備孕，因大部分案例都會因產後而縮小回原來尺寸。另外若因高齡生產或不願冒此風險的女性，還是可以選擇手術切除後再備孕，但主要還是依照個人症狀和生育計劃來綜合評估。

問題四：子宮息肉要拿掉嗎？

子宮息肉比較單純，多半是良性，大部分是從子宮內膜長出來的贅生物，少部分則是子宮頸息肉，僅有 0.7～1% 會發展成惡性。如果息肉越長越大，甚至異常出血就需切除處理。子宮頸息肉可經陰道直視直接切除，但

若是息肉根部進入子宮內頸就需子宮鏡協助；子宮內膜息肉也是需用子宮鏡，都是簡單的門診手術，做完當天就可以回家休息。

問題五：子宮內膜病變有哪些？

現在飲食西化，若是有糖尿病、高血壓、體重過重，或是沒生育過，或是本身有肌瘤、肌腺症、多囊性卵巢、月經不規律的女性，比較容易有子宮內膜病變。常見是息肉、細胞增生病變、最嚴重病變是內膜癌。超音波檢查時間點建議落在經期剛結束五到十天內，因為這時候正常的內膜已經大幅脫落，子宮腔也相對較乾淨，卵巢也建議在這個時間點一併檢查，因為卵巢本身會有生理性或功能性的囊腫，但經期後大部分容易消失，檢查也會比較準確。

問題六：多囊性卵巢症候群是一種體質疾病嗎？

是，多囊性卵巢症候群是內分泌疾病，卵巢應該每個月正常排卵，但是因為體質或其他因素使得卵子未正常排卵，不成熟的卵泡都堵塞在卵巢裡面，卵巢比正常人大，而且裡面像是塞滿小彈珠一樣，經期就不規律，有些人量少會越來越嚴重，甚至體內的男性荷爾蒙反而提升，有些人會出現男性化、長痘痘、變胖、皮膚黑色素沉澱、體毛增加、不容易受孕等徵狀。若有這種情況，控制體重和血糖為重點，開始運動，改善體質，並針對未來的生育計畫接受治療：若想懷孕，就需要排卵藥治療；若不想懷孕，則以避孕藥治療經期不順及降低男性荷爾蒙。

另外，若有考慮凍卵的女性，通常建議在35歲之前，若晚於35歲之後要凍卵，卵子品質就比較不好，有時候甚至需要以藥物誘發排卵數量，療程也會比較長，花費較高；年紀越輕，取得卵子的數量就可以比較多，可以省一些費用。經濟因素加上對未來的生育計畫，建議及早與不孕症醫師討論諮詢。

問題七：為什麼會有黴菌感染？

在臺灣，環境潮濕悶熱，女性有時候會有黴菌感染的困擾，如果習慣穿比較緊身的褲裝，下身悶，又常常睡眠不足的情況，身體就會慢性發炎，抵抗力降低，就會增加感染黴菌的機會。建議先檢查自身是否有糖尿病，血糖控制不良的人黴菌感染機會也高，現在有些報告也提出若反覆黴菌感染的話，大多跟愛吃甜食、高碳水化合物有關，所以建議先從飲食習慣中減醣，身體的發炎反應會下降，身體免疫力會比較好，有七到八成的人會因此大幅降低感染的機會。

問題八：人類乳突病毒需要做什麼檢查？

人類乳突病毒可以做抹片檢查，也可以額外做病毒測試檢查病毒感染量，再高階一點的可以檢查出是高風險病毒還是低風險病毒。但是，一旦感染，目前沒有任何藥物能消滅此病毒，只能靠自身免疫力壓制，與病毒共存。所以檢驗後發現自己有高風險病毒，就要注意生活習慣，過得更健康，性行為一定要戴保險套，保護自己身體的安全，增加免疫力。另外，施打人類乳突病毒疫苗可以減少感染機會。

問題九：癌症是身體發炎造成的嗎？

嚴格說癌症被視為是終極發炎所造成，體內不正常的東西造成發炎。因此，造成破壞正常細胞與增生異常細胞。

目前女性三大婦科癌症分別是子宮頸癌、卵巢癌、子宮內膜癌。

子宮頸抹片可以篩檢出早期病變，因為推行普及之後，子宮頸癌才從女性癌症第一名一路往下降低，現在更新的觀念還有打HPV預防疫苗，以降低罹患率。

卵巢癌是一個沉默的殺手，初期很少有症狀。如果發展到中末期，大部分的患者可能會有腸胃道症狀，如腹痛，等到發現的時候，通常有七、八成

都已經接近中末期、三期以上。建議每年定期做超音波檢查。

　　內膜癌則是內膜細胞病變增生，從內膜癌前期病變發展成內膜癌，有輕重不等的分類，一般分為四個等級，比如說由輕至重1、2、3、4那分別有1％、3％、8％或是29％，將來可能會變成癌，那我們就要根據這個嚴重程度，跟病人討論要以藥物治療還是手術，甚至移除子宮。

　　還是建議要定期做超音波與抹片檢查降低癌症風險，早期發現、早期治療，交給病理醫科醫師診斷檢驗結果，才能得到比較正確的醫療建議。

問題十：更年期補充荷爾蒙會不會有癌症風險？

　　45歲左右的女性，普遍在這個時候卵巢會大幅衰退，就像電池電量進入衰退期，可能會潮紅、燥熱、失眠、心悸、情緒波動不穩，或是經期不規律，經血量變少或是來的時間不穩定。如果這些症狀嚴重影響到日常生活，身心狀態導致的情緒不穩定也會影響到身邊家人，必要時可補充一些荷爾蒙。可以先從補充DHEA開始，它可以讓卵巢衰退的速度稍微減慢，可能症狀就會間接改善，如果還是不舒服，一般會建議先以植物性荷爾蒙補充，嚴格來說比較類似保健食品的狀態，使用後約五成甚至六成的人會覺得臨床症狀改善，如果還是不行，就會進入到藥物等級的荷爾蒙。

　　過去研究指出補充荷爾蒙有增加乳癌的風險，所以荷爾蒙療程建議不要超過五年，因為一般更年期症狀也很少超過五年，如果家族有乳癌病史，要更小心使用，要定期去乳房外科做檢查。也有一些自費的荷爾蒙對乳房的刺激更少。

Chapter 02 跟月經異常說 bye bye

咦！我的月經為何越來越少

正常的月經一般來說，21～35天的週期，2～7天的時間，月經量在80毫升以內是正常的。月經是否正常反映著女性的身心健康，不管來得多，來得少，有無規律，日數是否太長或太短，都會困擾每位女性。有時年輕女性會發現月經怎麼越來越少，甚至沒有來，擔心是不是懷孕了？還是有什麼問題呢？

月經沒來稱為無月經，可分為原發性和續發性。前者指16歲以後都沒有來過月經，大部分為先天性的疾病，較少見也較不易治療。後者指的是月經曾來過，但有三個月以上沒來。大部分為後天性或心理因素，較容易治療。值得一提的是，續發性無月經在發病之前，通常會有一段時間月經量減少的情形發生，事實上就需就醫處理，今就較常見的**續發性無月經**做介紹。

◎ 症狀

過去有過一次以上的正常月經，之後經量越來越少，之後有三個月以上沒來月經。其他症狀則取決於潛在的原因而定，包括頭痛、乳溢（沒有懷孕胸部卻會分泌乳汁）、多毛、體重過重或過輕、陰道乾澀、聲音改變、胸部尺寸變小。如果是因由腦垂體腫瘤所引起，有可能會因腫瘤壓迫到視神經而造成視野缺損。

◎ 原因

引起經量越來越少甚至停經，主要是由於控制月經相關的結構，如下視丘、腦下垂體、卵巢、子宮等，只要任何一部分被影響，就會干擾月經。常見的原因有：

1. 全身性疾病引起：胃腸功能障礙、貧血、厭食症、結核病、腎炎等。
2. 下視丘引起：長期的精神壓力、環境改變、作息異常容易干擾下視丘的運作。腦炎、頭部外傷，甚至精神科的電擊治療都會有傷害性。

3. 內分泌異常：產後大出血可能造成腦下垂體的缺血性損傷、腦下垂體的腫瘤常分泌過量的泌乳激素、甲狀腺功能異常、腎上腺皮質增生或腫瘤。
4. 卵巢疾病：腫瘤、手術切除、卵巢衰竭如基因遺傳或化學治療，或因不排卵所致的多囊性卵巢均可造成無月經。
5. 子宮引起：子宮切除或次全切除，子宮內膜被破壞，如放射線照射、人工流產手術，也容易造成內膜過度刮除或因發炎而造成子宮內膜沾黏，引發無月經。
6. 慢性的酒精中毒或藥物成癮性、偏食、營養不良、肥胖、過度運動。
7. 長期使用避孕藥有時會過度抑制腦下垂體的活性。
8. 年齡漸長經量也可能減少，如接近更年期。
9. 染色體異常。

▲ 過度依賴藥物也會造成月經不正常。

◎ 臨床的檢查

包括骨盆及身體檢查。首先要先排除懷孕的可能性，部分病人也許要進行精神科的檢查。在診斷時要針對最有可能發生的原因去進行，而診斷及檢查的項目包括：

1. 懷孕檢驗：採驗孕檢棒檢符查即可。
2. 功能性檢測：檢查是何種內分泌異常。黃體素催經、卵巢－腦下垂體功能：雌激素（E2）、濾泡刺激激素（FSH）、黃體刺激激素（LH）、泌乳激素（Prolactin）、男性荷爾蒙（Testosterone、DHEA-S、17OH-P）、甲狀腺的功能（TSH、T3、T4）、促甲狀腺激素（TRH）。
3. 子宮卵巢結構性的檢測：超音波、子宮輸卵管攝影、子宮鏡檢查。
4. 30 歲前就停經的女性，要檢查是否有染色體異常的現象。

◎ 治療

要根據個別的原因而定，若是因其他系統性的疾病，那經過治療後月經也應該會恢復正常，如甲狀腺功能低下，用甲狀腺補充治療；若為肥胖症、過度運動或體重過低，治療應該要包括有運動的調整和體重的控制。

月經的減少或停止常表示女性荷爾蒙不足，也會造成記憶力衰退、皮膚變差、骨質疏鬆、黑斑增加等問題，但也不能胡亂使用荷爾蒙，不正確的使用不但會擾亂月經，也易造成身體的問題，甚至腫瘤的發生。然而有時治療的效果常令人感到沮喪，正是因為它在治療一段時間後常會再犯。若是不易根治的狀況，應先解決當前最受困擾的地方，如不孕、異常出血、或是外表男性化等，將最迫切的問題加以解決。這些問題都需要患者與醫師好好溝通，共同面對。

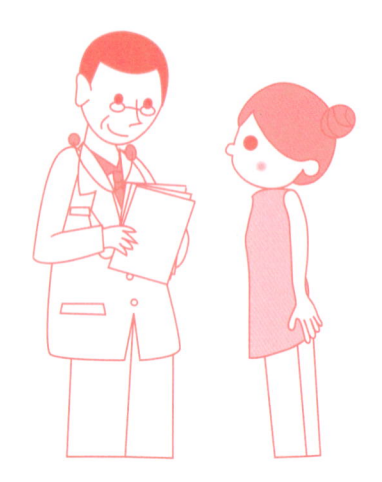

▲ 當前遇到不易根治的狀況，需與醫師當面加以溝通。

MC讓妳抓狂嗎？談週期性的經痛

身旁的女同事的位子突然空了，不用猜，她又經痛發作沒辦法上班，事實上，經痛是造成30歲以下女性無法工作的最常見原因，那種痛得在床

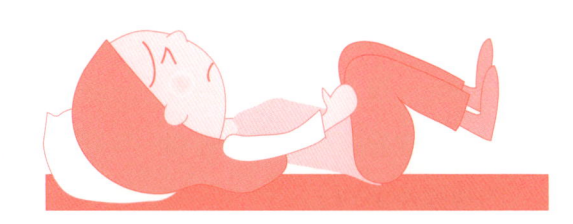

▲ 經痛是造成女生無法工作最常見的原因。

上打滾、吐得一塌糊塗、全身虛弱，無法動彈的痛苦，只有親身經歷的人才能體會。面對經痛，妳會如何因應，是消極地吃止痛藥、嘗試各種偏方，還是遍尋醫師治療？

記得一個只有16歲的女孩，被心急的媽媽帶到診所，媽媽說她已確定懷孕，希望我趕快幫她處理，在討論什麼流產方式比較安全的同時，卻忍不住埋怨，原來女兒平常很聽話，但是被經痛的問題困擾了好幾年，這次不知道從那裡聽說懷孕流產之後，經痛就會消失，結果她與小男友商量之後，男友「義不容辭」的幫忙，試了幾次，終於懷孕成功，可是當然不能生下小孩，原本以為找醫生拿掉就好了，可是由於她未成年，找了幾家婦產科，都說要家長同意才能進行流產手術，走投無路的她只好告訴平常最疼她的媽媽。

最常引起週期性的疼痛即為經痛，在有月經的女性當中，有將近一半的人會有經痛的現象。經痛可分成原發性經痛及續發性經痛，原發性經痛指的是沒有骨盆腔病變，續發性經痛則是可以找到骨盆腔的異常。原發性經痛通常在初經開始後1～2年，排卵狀況正常後出現，而且可能持續到40幾歲，續發性經痛會在初經後好幾年才慢慢產生，在沒有排卵的週期中也可能產生疼痛。

● 原發性經痛

◎ 症狀

疼痛通常發生在月經開始前的幾個小時或月經開始後，而且會持續1～3天，恥骨上會有痙攣性的疼痛，有時會伴隨腰痠，疼痛也可能牽連到大腿，噁心、嘔吐、腹瀉的情況也很常見，嚴重的病人甚至可能暈倒，按壓肚子、按摩腹部或改變姿勢會減少經痛的症狀，這與其他因為化學刺激或是感染所造成的腹膜炎不同。

◎ 診斷

要排除掉其他可能造成經痛的病因，同時醫師會詳細了解病人的過去病史、月經狀況，經痛的發生是不是週期性的而且十分規律，在做內診時，原發性經痛的人子宮、卵巢或者是其他臟器都是完全正常的。

◎ 治療

非類固醇類的止痛藥（前列腺素抑制劑），對於原發性經痛的療效可以達到80%以上，許多女生害怕服用止痛藥，擔心成癮或是藥物越來越沒效，其實一個月服用幾次藥，並不需要擔心這些問題，但是這些藥物要在經痛發生前或剛發生時就開始服用，每6～8個鐘頭就要服用一次，效果才會比較好。在藥物的選擇上，至少要嘗試過三種以上的藥物，而且要經過4～6個月的治療週期才能夠確定藥物的效果，部分對藥物有過敏或有胃潰瘍的人必須選擇其他的替代藥物服用。

如果妳剛好也有避孕的需要，不排斥也沒有服用避孕藥的禁忌時，避孕藥不失為一個良好的選擇，大約有超過90%的原發性經痛病人在服用避孕藥後疼痛可以得到緩解，如果上面的治療都沒辦法發揮效果時，一些類固醇或者是較強的麻醉止痛藥可以選擇性的使用，但是醫師也會評估患者的精神狀態或心理因素的影響。除了這些治療之外，針灸或是經皮的電刺激治療，目前也有越來越多的人認為可以發揮效果。

● 續發性經痛

通常發生在初經後好幾年才慢慢產生，主因是骨盆腔有病變造成經痛的情形。

◎ 症狀

疼痛通常在月經來潮前的 1～2 週就開始，而且會持續到出血停止之後幾天才慢慢緩解，病因相當的多，子宮內膜異位是最常見的原因，其次是子宮的肌腺症，或是子宮內裝置的避孕器造成的疼痛等。

◎ 診斷

超音波、內診、血液檢查、腹腔鏡都是可能需要的工具，目的也就是找到可能造成疼痛的病因。

◎ 治療

續發性經痛與原發性經痛不同，一些非類固醇類的止痛藥或口服避孕藥在治療疼痛上的效果不如原發性經痛來得好，治療主要還是針對造成疼痛的病因加以處理，如果藥物治療無效，也可以考慮薦骨前神經切除術，效果可以達到 50%～75%。

◎ 可能引起續發性經痛的原因

1. 子宮肌腺症

子宮肌腺症指的是子宮內膜的組織長到了子宮肌肉層內，與子宮內膜異位有一些不同，不過，子宮肌腺症、子宮內膜異位及子宮肌瘤常常都會同時存在，子宮肌腺症比較容易發生在 40 歲左右的女性，發生的症狀除了經痛之外也會有性交疼痛、經血過多的現象。

- **診斷**：子宮肌腺症的診斷，通常是由臨床的症狀及超音波影像等來做為判斷，但是如果要確定的話，需要取子宮的組織做病理檢查才行，也就是要做切除肌腺症或切除子宮的手術，可是對大部分的人來說，這個步驟其實是沒有必要的，因為大部分的患者其實沒有明顯的症狀，而且就算診斷確定，通常也不會改變治療的方式。實際上在手術之前懷疑有子

宮肌腺症的病人在子宮切除後確定有的比例大約只有48%。
- 治療：有藥物、手術、荷爾蒙療法等。

2. 殘餘卵巢症候群

　　有些曾經有嚴重子宮內膜異位或骨盆腔發炎的病人，在接受了子宮及卵巢切除的手術之後常會產生慢性的腹部疼痛，這些疼痛是因為在手術的過程中，卵巢很難完整切除，遺留下來的一些卵巢組織所造成的。

　　病人會有骨盆下側方的疼痛，而且會隨著排卵或黃體期有週期性的疼痛產生，也就是明明已經切除了卵巢，可是還有週期性的疼痛，疼痛可能伴隨著泌尿道或腸胃的症狀，症狀通常會在卵巢切除手術之後2～5年內發生。

- 診斷：除了病人有接受卵巢切除的病史之外，在超音波底下可以發現殘餘的卵巢組織，如果病人已經接受兩側的卵巢切除，可是血液檢查卻發現女性荷爾蒙及濾泡刺激素還保留在更年期前的狀態，這些都可當作診斷的參考。

- 治療：治療可分為藥物及手術治療，藥物治療是一般首要的考慮，可以使用療得高、黛美荃、高劑量的黃體素或是避孕藥等來做為治療的選擇，如果不考慮金錢的因素，促性腺激素釋放素也是一個良好的治療選擇，手術則要相當謹慎，因為腹部內通常有嚴重的沾黏，所以可能無法使用腹腔鏡的方式，如果直接開腹，也要小心手術可能造成膀胱、腸道損傷或血腫。

如何與月經共處・經痛對策

其實減緩經痛不一定要靠藥物，但由於每一種對付經痛的方式不一定對每個人都有效，因此自己要多方嘗試，不妨參考以下幾點：

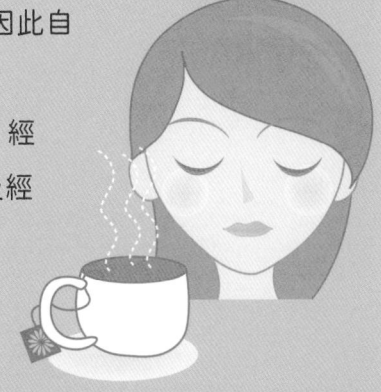

- 從經期來的前幾天開始喝花茶或麥茶，經期來時可熱敷並喝薑茶，經期來前以及經期中應避免喝咖啡、可樂、濃茶、冰品等刺激性的飲料。我想這些是大部分的人都知道的方法，不過很多人試了半天還是痛得死去活來，說真的，經痛確實不好對付。

▲ 經期來前可以喝些花茶來減輕疼痛。

- 多攝取含有必需脂肪酸的食物，特別是omega-3、omega6等，如魚油、花生、堅果，或亞麻籽、月見草、琉璃苣的提煉油，可減少發炎反應，也可穩定荷爾蒙，持續服用魚油2個月以上，可減少三成以上的經痛。

- 應該減少飽合脂肪酸的攝取，如肉類、乳製品；不吃加工食物、過甜的食物、咖啡、巧克力，並且增加新鮮水果、蔬菜、蛋白質、穀類的攝取。

- 每天攝取100毫克維生素B1和400毫克的鎂，持續3個月以上。經期期間加上200毫克的維生素B3和300毫克的維生素C，鎂則增加到每天600毫克，可穩定荷爾蒙、減少疼痛。研究統計指出，可減少9成的經痛，全麥穀類纖維豐富，且含大量的鎂，可多食用。每天服用400～800毫克的維生素E，可改善子宮肌肉的血液循環。鈣的補充對於穩定神經也有幫助，可每日攝取500～1000毫克。

- 不少人認為經期吃甜食能減少經痛，如巧克力，少量的甜食能不能改善經痛有相當大的疑問，也有不少人吃了反而更不舒服。由於巧克力

含有咖啡因,對於經前症候群或是經痛都有負面的影響,因此不建議吃。此外,也有人認為經期多吃甜的不會變胖,其實經期來時會有水腫快速消除的現象,所以感覺上體重不易增加,與吃不吃甜食沒有關係,如果妳吃了許多的甜食,這些熱量還是慢慢地會反應出來的,因此還是要節制比較好。

- 不少中藥材對於經痛有一定的助益,如當歸、黑升麻、加味逍遙散、益母草、溫經湯等,可以諮詢中醫師診治,自己也可製作紅糖薑茶,在經期來時喝花茶。如果月經很規律,可以從要來之前的二、三天開始喝,一直到經期結束,症狀應該都會緩解。
- 運動對於經痛有明顯的助益,但是對現代人來說,也是最「知易行難」的任務,一些心靈與身體結合的運動,如瑜珈、冥想、太極拳都有不錯的效果,其實在工作、課業繁忙之餘,能讓自己身體多動動絕對是有益無害的。

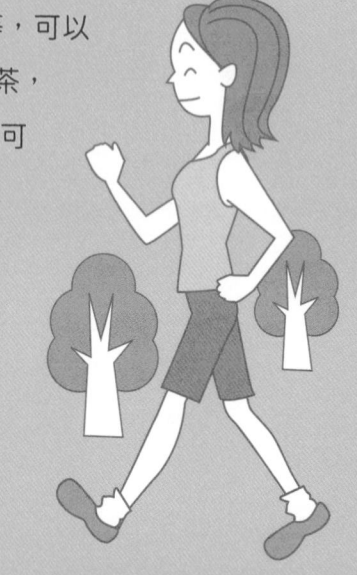

▲ 適度的運動,可以舒緩經痛。

經痛困擾著超過半數的女性,每次月經來的時候,感覺腦筋一片空白,什麼事都不能做,面對這個困擾的婦科問題,不能病急亂投醫。從生活上的小細節、營養飲食的調理、運動、適當的藥物輔助,相信一定能把它的影響降到最低。

子宮異常出血的鑑別

正常的月經量很難客觀判斷,一般是 80 cc 以內為正常,但此計量不實際又麻煩。有時可用較簡單的方式,例如一天要換 5 塊以上的衛生棉墊,或每 1～2 個小時就要換一次,就是經血過多的現象,也要知道是否影響到日常生活以判斷情況的嚴重性。正常週期大約是 28 天,短於 21 天或長於 35 天都是不正常。出血時間不應該超過一個星期,否則應懷疑有其他造成出血的原因。

不正常出血根據病人的年齡、出血的型式、出血的部位、出血與週期性的關係等有不同的差異性:

1. 在青春期因性腺未成熟,多是因為不排卵,無法形成黃體,造成子宮內膜不穩定而引起出血。
2. 生育年齡要注意是否有不正常的懷孕,其他如子宮或卵巢腫瘤等常見的問題,則分布於各個年齡層。
3. 停經期前後,排卵的功能不佳,出血的原因多半是不排卵。但是年紀越大,罹患惡性腫瘤的機會增加,因此要特別留意這個可能性。

◎ 診斷

一般要找到異常月經出血的原因,大致可朝三個方向進行,即器質性的異常(子宮或卵巢等)、荷爾蒙不平衡(通常是排卵的問題)和懷孕所造成的,所以要確定:

- 她有懷孕嗎?

驗孕為所有檢驗的第一步,先確定患者有無懷孕,因為懷孕跟子宮外孕皆可能出血。

- 她有排卵嗎?或有使用荷爾蒙藥物?

許多女人能夠知道她們正在排卵,因為有固定的月經週期,同時在月經

週期的中間時段會有疼痛感，而這正是由排卵所產生的。規則的月經，一般認為是有排卵的，若是週期混亂及不規則的出血，一般認為排卵也是不規律。一些檢查能夠幫助判斷是否排卵：

1. **黃體素濃度**：黃體素是在排卵後才從卵巢分泌，因此可藉抽血看到有高濃度的黃體素則表示有排卵。

2. **子宮內膜的切片**：內膜切片檢查。最簡單的方法是用細長的抽吸管伸入子宮腔抽取內膜，雖然方便快速且疼痛輕微，但有時抽取的組織不夠或未取到異常的組織而容易錯失診斷；較理想的方式是子宮內膜搔刮術，可以將整個內膜組織都刮下來檢驗，有時有息肉或子宮內膜增生，也具有治療的效果，缺點是必須麻醉，不過只要約五分鐘即可完成。

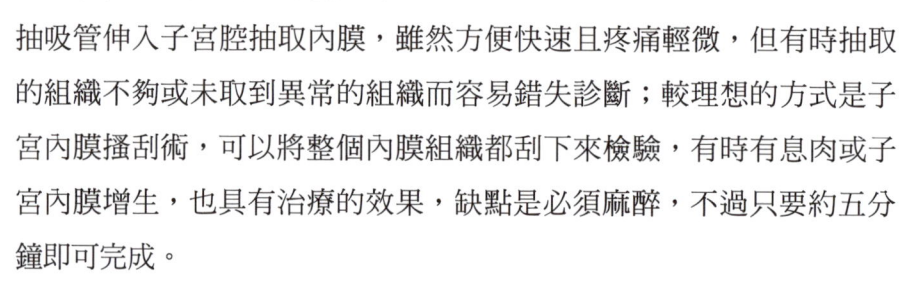

3. **基礎體溫表**：是一種簡單、便宜且非侵入性的方法，利用黃體素會使體溫上升的現象來幫助決定排卵。由於體溫在一天內會有不同的變化，因此必須在早晨清醒且下床以前測量體溫。每天量取溫度並加以記錄在圖表上，所花時間不到一分鐘，可量一個完整的週期或一整個月。如果有排卵，溫度在排卵前會較低，排卵後隨即上升，並維持到下一次月經來臨。如果沒有排卵，將不會呈現低溫和高溫雙相模式。雖然有點麻煩，但它很簡單且相當精確。

4. **若為不排卵，則需進一步找潛在的病因。**

● 她有器質性的問題嗎？檢查骨盆腔器官（結構性）

1. **內診**：可以讓醫師檢視出血的部位，也許是因陰道或子宮頸的病變，最重要的是檢查子宮，如子宮肌腺症，一般子宮呈球狀增大，子宮肌

瘤也會使子宮增大，但多半表面不規則。有時也可以摸到較大的卵巢腫瘤。

2. **陰道超音波：**長在子宮內部的肌瘤或息肉較難用內診感覺到，因此藉由陰道超音波就可較清楚來判斷，它可以攝取子宮和卵巢的圖像。在我們的臨床經驗中，許多病人曾在過去幾年中接受過很多檢查，最終需要手術治療時，大多只需做幾分鐘的超音波，就能夠找到她們出血的原因。

3. **液體輔助陰道超音波：**在做陰道超音波檢查時可灌注液體到子宮腔，如此更較能看清子宮腔的輪廓。

4. **子宮鏡：**雖然液體輔助陰道超音波對於子宮腔內部有不錯的影像，但更清楚的方式是使用子宮鏡，利用微小的內視鏡經由陰道、子宮頸伸進子宮腔中實際看內部的情況。通常在擅長此技術的婦科醫生只需幾分鐘就可以完成。長在子宮腔中的肌瘤、息肉或其他問題都可以直接看見，在過程中也可直接進行切除或是切取一些子宮內膜做進一步的化驗。

◎ 治療

當然是針對各種原因給予適當的處理了。但要注意的是在青春期，如果不干擾正常生活，可順其自然；更年期前後，要小心是否為惡性疾病的可能，月經的異常可能是許多疾病的先兆，千萬不要忽視它。

▶ 使用子宮鏡可更實際地察看子宮內部的情況，並可在過程中切取子宮內膜做進一步的化驗。

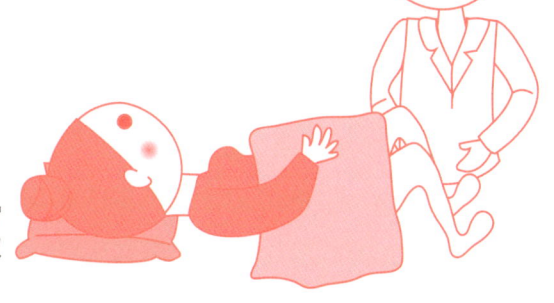

經前症候群

經前症候群的特點為由於荷爾蒙的變化，導致女性於月經前兩星期出現不適的症狀。一般估計全球有四億女性受到影響，其中超過五百萬人有明顯的情緒和行為的改變需要治療。症狀會在經期消退，到下一次月經前的兩星期又開始出現，簡而言之就是從排卵期到月經來潮時規律地出現。

◎ 症狀

已有超過150個症狀可歸因於經前症候群，最常見的是頭痛和勞累。每個月的症狀不見得相同，也許好幾個月都沒有症狀，又症狀也許是生理性或情緒性，包括：

1. **生理性**：頭痛、偏頭痛，體液留滯而導致水腫、勞累、便祕、關節痛、背痛、腹部絞痛、心悸和體重增加。

2. **感情和行為的變化**：包括憂慮、沮喪、易怒、驚恐、緊張、情感失控、焦慮、沮喪和歇斯底里地哭、孤僻、工作或社會行為異常和性慾改變。

而1931年最初由美國神經學家描述的症狀為：

- Anxiety焦慮：易怒的、沒有原因哭叫、情緒失控。
- Depression沮喪：混淆、笨拙、健忘、害羞、恐懼、偏執狂、有自殺的想法，但很少自殺的行動。
- Cravings暴食：通常為糖類、巧克力、乳酪製品、酒精或一般食物。
- Heaviness or Headache頭沉重或頭痛：頭部沉重感、因為體液留滯導致頭痛、胸部壓痛、腹脹、體重增加。

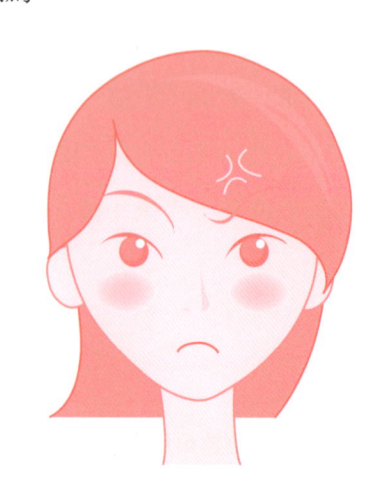

▲ 情緒的改變是最常見的症狀。

如何判別自己有經前症候群？

症狀在月經來潮前兩週開始規律地發生，通常由荷爾蒙變化而引發。

- 常見於青春期、懷孕後或使用避孕藥後，子宮切除或輸卵管結紮後，或是接近更年期（但較為少見）。
- 有些女性到懷孕期間仍有症狀，尤其是以中後期最為嚴重。
- 姐妹或母女間的症狀可能不同，但遺傳仍是重要因素。
- 在症狀開始前，常有活動力增加、情緒亢奮，睡眠減少但心情愉快，接著就出現勞累、偏頭痛、精疲力竭、沮喪、性慾減低。

由於引發經前症候群的確切原因並不清楚，一般相信是因為腦內神經化學傳導的改變，不過最近對雌激素變化的關注日益增加。雌激素在月經後就開始上升，排卵時達到高點，然後快速地下降又慢慢上升，到月經來之前又下降。雌激素會造成體液滯留，也會增加腦部的活動，甚至誘發抽搐，也會使得鹽分和血糖上升。若能節制鹹食和甜食的攝取，有時使用一些溫和的利尿劑，可幫助水分、液體經由泌尿系統排出，減少體液留滯，對於舒緩症狀也有幫助。

● 產後憂鬱

過去曾有經前症候群的人容易罹患嚴重的產後憂鬱症。多數女人在懷孕期間會經歷荷爾蒙劇烈的震盪，由高變低，而產後又回復正常的。這些人無法忍受這種荷爾蒙變化對神經系統的影響，他們的行為可能傷害自己或他們的幼兒。

◎ 精神科治療

自1930年代以來，已發現有些精神科藥物是有效的，包括三環抗抑鬱劑（Elavil、Triavil、Sinequan）、鎮靜劑（Valium、Ativan、Xanax）和選擇性血清素再吸收抑制劑（如Prozac）。經由一陣子的治療後，有些病人可能變得昏昏欲睡、健忘或較不活潑。

◎ 藥物治療

主要以荷爾蒙來改變排卵狀況及症狀治療。

1. **黃體素或避孕藥**：自1953年以來，荷爾蒙療法已成為治療主流。英國女醫師Kathrina Dalton首先用液態黃體素栓劑來治療自己及50個病人，發現效果不錯。避孕藥亦是。
2. **Danazol**：自1979年已有人使用低劑量Danazol。Danazol需連續使用以防止雌激素濃度的劇烈變化，一般成功率超過80%。雖然有許多副作用，如痤瘡、體液滯留，但大多可以處理，少數有肝功能或骨質流失的改變。
3. **GnRHa**：1985年有人使用GnRHa，原本用於子宮內膜異位症，主要是造成假性停經的狀態。目前較少用於經前症候群，但它確實能讓疼痛和情緒失控的情況消失。
4. **止痛藥**：減輕疼痛的症狀。
5. **利尿劑**：減輕水腫的情況。

藥物治療必須能緩和症狀，並真正面對荷爾蒙失衡的問題。因此醫生首先要解釋這個過程，其次使用抗雌激素的荷爾蒙療法，降低並穩定雌激素的濃度，再輔以相關症狀治療的藥物，最後也可以短暫使用精神科的藥物治療。

在接受治療的同時,妳也可以這麼做

1. 每3～6小時進食一次,必須富含碳水化合物,但要減少糖分的攝取。可維持穩定的血糖濃度,避免能量忽高忽低的變化。在食物中可增加富含 Ω-3 脂肪酸的食物(如鮭魚、鯖魚)和含亞麻油酸的製品(如月見草油)。
2. 避免咖啡因、酒精、高鹽、高脂和單糖、紅肉、油炸食品。
3. 每天補充維生素和礦物質,包括維生素B6(100mcq)、鎂(300mg)、維生素E(400IU)、維生素C(1000mg)和鈣質(1200mg),但使用前要經過醫生的核可。
4. 運動能減少壓力和緊張,提高情緒,增加血液天然腦內啡的生成,改善血流循環。每週至少運動三次,每次至少 20～30 分鐘,如有氧運動、散步、慢跑、騎單車和游泳都是不錯的方式。

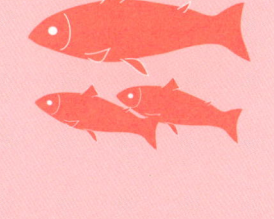

Chapter 03

寵愛自己
（一般婦科疾病）

難以啟齒的外陰部常見現象

　　女性們最困擾的問題當屬會陰部了，舉凡搔癢、白帶、分泌物過多，甚至得到性病等，女性的陰部構造相當精細，可能發生的問題也不止如此，但是許多女性並不了解自己的陰部，當覺得不舒服時，不是忍住不敢就醫，就是看醫生卻無法描述實際發生的狀況。

　　提供以下的情況可做為自我參考：

1. 小陰唇不對稱

　　小陰唇常常兩邊不對稱，有時一邊會很不明顯，或者是一邊特別大。陰唇在出生後，會因為荷爾蒙的影響、年齡、體重、內分泌的狀態等因素，而有所改變，不過到了青春期之後，陰唇應該就會比較定型。通常陰唇大小不一不需要特別處理，但有的人會覺得有心理障礙，尤其是在性行為時，也有走路、穿衣造成不適，主要是突出的陰唇與衣物磨擦，演變成慢性皮膚發炎，必要時可以做小手術整型就可以改善。

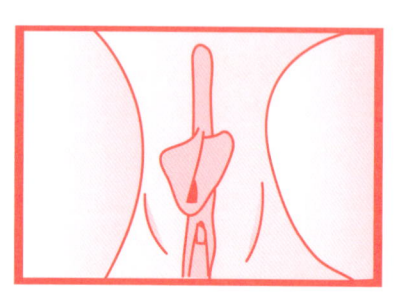

術前小陰唇突出且不對稱　　　　術後小陰唇平整且對稱

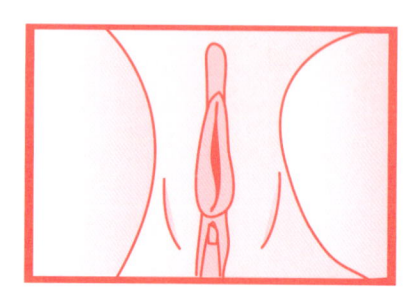

2. 小陰唇顏色很黑

　　陰唇較大或是陰部發黑，有不少人會聯想到與自慰或是性交次數過多有關，讓一些女生擔心男友誤以為她性經驗很多。這樣的說法是沒有根據的，

陰部的皮膚與其他部位的皮膚大致上是一樣的，只是血管及神經的密度較高，所以對外界的刺激較敏感，影響膚色的因素主要還是遺傳、種族、年齡以及體內荷爾蒙的變化等等，與性行為的多寡沒有什麼關係，年紀大了或是更年期的時候，老化的皮膚產生的黑色素會減少，顏色也會變得淺些，但這可不是因為性行為變少，而是皮膚自然變化的結果。

3. 小陰唇內側有一粒一粒的突起

有時小陰唇兩邊內側有一粒一粒，或是一條一條突起的東西，這大多是正常的現象，常常在白帶增加時比較明顯，它的病因並不是很清楚，也不是病毒感染，有的人稱為假性濕疣（假性菜花），它不會傳染，也對健康沒有危害，如果真的覺得很礙眼，也可以小手術的方式將它去除，不過其實沒有必要就是了。

4. 陰道口腫塊

門診常碰到病患因為陰道口上有異物緊張地跑來求診，一經檢查才發現陰道口出現的肉塊是陰道冠破裂後往外突出的組織。當然也有可能是陰道或是陰唇的息肉。此外，有時剛生完產的婦女，由於子宮、膀胱下垂，因此從外面就可以看到陰道前壁的一部分，甚至子宮頸已經突出來，若有這些現象時，通常會蠻不舒服的，如下腹的下墜感、肚子痛，或是出現尿失禁的現象，應該請醫師進行檢查，並且視狀況加以治療。

5. 陰道好像沒有開口

還沒有性經驗的女孩子有時會發現自己的陰道好像沒有開口，不過若真的沒有出口，月經是無法正常流出的，很多女性只是開口比較小，或是因為無從比較，以及認知上的差異而已。然而，天生就沒有陰道的發生率大約是1/5000，原因很多，基因、不當的藥物使用都可能是因素，不過確實的病因還不是非常清楚。

6. 外陰部有不明的分泌物

在小陰唇、陰蒂及大陰唇的夾縫中，有時會出現一些白色的乳狀物，這

些乳狀物是陰部皮脂腺分泌，以及皮膚落屑集合而成的東西，也可能是黴菌感染的分泌物，如果沒有不舒服，通常沒關係。

7. 小陰唇上有小腫塊且有疼痛感

不管是小陰唇或是外陰部，都有可能因為皮脂腺阻塞，長出像臉上青春痘的東西，若化膿有可能比長在臉上的還要大。天氣炎熱、壓力大、免疫力差、清潔沒做好、頻繁的性生活，都有可能造成這樣的問題，可以先泡溫水減輕症狀，促進血液循環，如果過了幾天都沒有消退的現象，就應該就醫。

8. 一邊的大陰唇腫起來

這種狀況最常見的就是巴氏腺囊腫，巴氏腺是在大陰唇內側負責分泌潤滑液的腺體，如果出口阻塞，就可能會腫大，常有陰道感染的人可能比較容易發生。輕微的腫大也許沒有什麼症狀，也無須治療，大部分會自行消掉，不過若是細菌入侵，就會造成疼痛、紅腫、化膿，有些會自動康復，有些則需要手術引流或是開一個小傷口，並且用縫線讓這個傷口維持打開一段時間，讓髒東西慢慢流出來（也就是巴氏腺囊腫造袋術）。如果發炎化膿的頻率很高，可以考慮將腺體摘除。

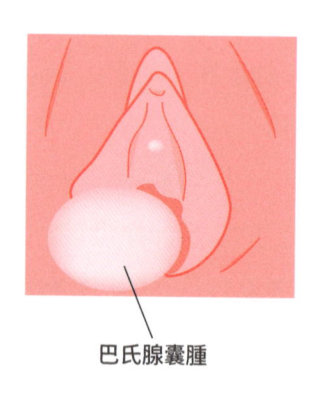

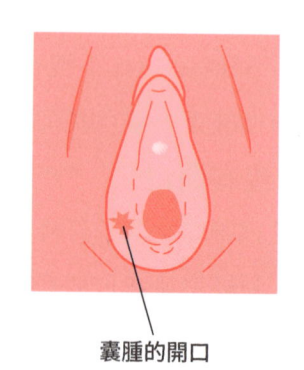

巴氏腺囊腫　　　　　　　　囊腫的開口

9. 陰唇及外陰部長小水泡

異物叮咬、皮膚過敏都有可能長水泡，不過是皰疹的可能性也很高，皰疹的症狀包括水泡、潰瘍、疼痛、小便痛、倦怠、發燒、腹股淋巴結腫大等，

泡疹的感染相當普遍，在美國，至少有四千萬人帶有這個病毒，在臺灣雖然沒有確切數據，但是比例也不低，許多人並非第一次發作，甚至於在嬰兒或是小孩時已經接觸過這個病毒。它可經由皮膚接觸傳染，如果是第一次經性行為感染到泡疹，有八成以上會在子宮頸、陰部等地方出現水泡，泡疹治療並不困難，但是平時要保持身體的免疫力，病毒才不易再發。

10. 陰唇及外陰部有往內凹的傷口及疼痛

往內凹的傷口我們一般稱為潰瘍，單純的傷口破皮加上細菌感染是最常見的狀況，通常這樣的傷口會蠻痛的。少部分的人有特殊的問題，如軟性下疳，它是經由性行為傳染的，發作很快，潰瘍容易擴散，邊緣紅腫疼痛，鼠蹊部的淋巴結也可能腫大，只要醫師診斷確定，一段時間的抗生素治療就可以痊癒。

以上提到的各種狀況都相當常見，但是可能大家並不知道是否正常，或是該如何處理，希望可以從簡單的說明中，讓妳能掌握自己最切身的陰部健康狀態，若仍有疑惑之處，千萬不要害羞，請醫師為妳進行檢查，以期早日康復喔！

註：此篇文章為吳伯瑜醫師的著作，並取得他的授權，得以收錄於本書中。

呵護妳的陰部

　　陰部的保養與清潔是日常的生活習慣，但是由於一些觀念上的誤差，陰部的問題卻常常困擾著女性朋友，由於外陰部陰道搔癢、分泌物增加、紅腫等問題求助於婦產科門診者也多不勝數。臺灣的環境比較悶熱潮濕，不單是國人有這些問題，不少在臺灣居住的外國人，在本國不曾發生狀況，到了臺灣卻為感染問題所苦，因此學會如何保養陰部可是一個相當重要的課題！

　　陰部的構造是十分複雜而且敏感的，身體沒有其他的器官像陰部、陰道一樣每個月都有明顯不同的變化，陰部的角質層算是比較薄的，不過還好有毛髮的保護，除了一般的汗腺外，陰部的毛髮下有許多特殊的皮脂腺體，維持陰部皮膚的酸鹼度及潤滑保護作用，這些腺體也會分泌汗水，不過不同於一般的汗腺，它們有點像乳腺分泌一樣是先累積分泌物在腺體內，然後再分泌出來，而且會隨著月經週期而變化，在月經來之前分泌會較為旺盛，因此在這段時間如果發生阻塞，就比較容易產生感染或長痘子，若狀況嚴重的話，甚至可能造成膿腫。

陰部保養面面觀

　　陰部與陰道為弱酸的環境，pH值約在4左右，陰道內有許多的乳酸桿菌在維持陰道環境的健康，其他的細菌、黴菌在正常的狀況下數目都很少，如果有外來的干擾，就有可能造成病菌增生感染，因此如何在平時陰部的保養或是清潔習慣中保持這些益菌的正常生長是相當重要的。至於如何做，在此提供一些注意的事項給妳做參考：

1. 了解自己陰部的構造，如小陰唇、尿道、陰道的相關位置，也可以用鏡子檢視，在有問題時也能較早發現。
2. 月經來時要勤換衛生棉，月經前後盡量不穿緊身不透氣的衣物，如皮

衣、皮褲、牛仔褲、褲襪等，同時最好是純棉製品；新內衣一定要先清洗過後再穿。

3. 在健康的狀態下，一天清洗陰部的次數不宜超過兩次。清洗時妳可以用溫水沖洗外陰部，之後再用乾淨的毛巾擦乾。而在正常狀況下，陰道內是完全不用清洗的，由於陰道中有許多的益菌，能維持自身的清潔工作，因此平時會有一些不均勻、淡白色少量的分泌物，那是正常的生理現象無須掛心。在沒有感染的情況下經常進行陰道內沖洗，可能會增加細菌及黴菌感染的機會。

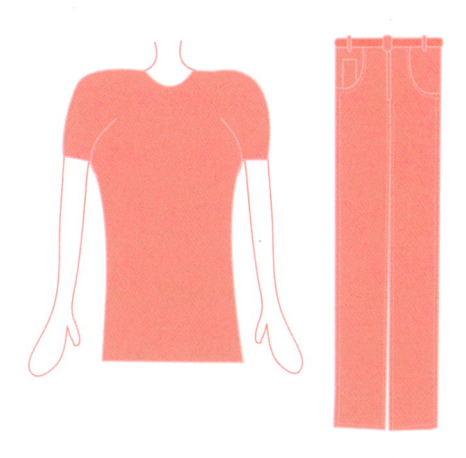

▲ 減少穿著緊身衣褲，以維持透氣性。

4. 平時如廁完後，記得由前往後擦，避免將細菌從肛門帶到陰部。

5. 毛髮有保護作用，所以最好不要將陰毛剃除，以免造成刺激及感染。

6. 每天都要飲用足夠的水，性行為前可以多喝一些水，性行為後排尿可以減少因性交動作在尿道滋生的細菌。性交前記得要把肛門部位清洗乾淨，以免在性行為時把肛門的細菌帶到陰道或是尿道。肛交是很容易造成陰道感染的，最好可以避免。

7. 在分泌物很多時，可以在洗完澡後用吹風機溫風吹乾陰部。如果可以，洗完澡後可等陰部較乾爽後，再穿上內褲。現在有部分的人在家中只穿裙子不穿內褲，或是睡覺時不穿內褲，在醫學的角度來說，對陰部具有通風通氣的效果。

8. 淋雨或游泳過後，要盡速換穿乾的衣物，以免滋生細菌。

9. 衛生用品的選擇要多注意，避免使用含香料、顏料或是含有除臭成分的護墊、棉條以及衛生紙。洗澡時使用肥皂或沐浴乳也要留意，盡量選擇

中性或是微酸性的洗液，有些沐浴乳也可能會引起過敏不適。
10. 每天在洗完澡時可以用溫水坐浴 5 分鐘。
11. 內衣褲的清洗要與其他衣服分開，並且用溫和的洗衣精清洗，一些去垢或是柔軟精可能會引起過敏反應，如果覺得不對勁，最好不要用。洗衣時一定要完全沖洗乾淨，在洗淨後可以用烘乾的方式，或是在太陽下曬乾。
12. 平時可以多食用優酪乳、蔓越莓汁，對於陰道、尿道的感染有些幫助。

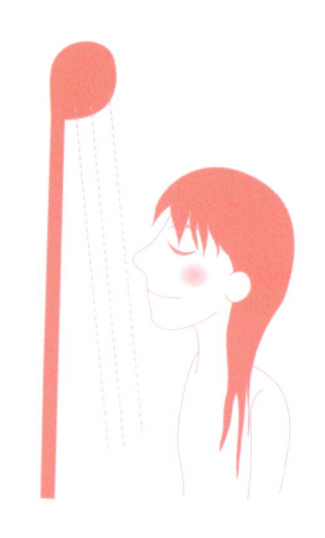

若妳發現分泌物味道很重，有魚腥味，或是顏色偏黃綠色、外陰紅腫熱痛、搔癢等不舒服的症狀，最好還是盡速就醫，以免症狀惡化需要更長的時間治療。不是每種陰道感染都相似的，如果只是在家中土法煉鋼，或自行到藥局買藥使用，都有可能越來越嚴重。

註：此篇文章為吳伯瑜醫師的著作，並取得他的授權，得以收錄於本書中。

擺脫惱人的白帶

俗話說「十女九帶」，陰道分泌物為婦科門診中相當常見的問題，也就是白帶。白帶指的是出現於陰道非血性的液體，在正常的情況下顏色呈透明、無色、無臭，以維持陰道長期的濕潤。從嬰兒期至停經期各年齡層均會有不同形態的白帶發生，而白帶的多寡與飲食、生理、情緒及心理等因素均有關聯，也常伴隨著外陰搔癢的症狀。

一般來說，生理性的白帶不需要特別治療。但是在外陰部不通風、長期服用抗生素、身體免疫力減弱或濫用陰道清潔劑下，甚至有其他感染或缺乏女性荷爾蒙時，就會造成陰道內的酸鹼值與其他環境因子的改變，於是白帶的量、顏色、形狀與氣味都會發生變化，事實上有2/3的異常性白帶，是由病理性原因所引起的，茲介紹如下：

1. **無色透明且惡臭的白帶**：主要引起原因為停經後缺乏雌激素所致，子宮頸糜爛或卵巢功能失調者易有此一現象。
2. **乳白色渣狀白帶**：白帶中混合有豆渣樣白色塊狀物，常有外陰搔癢或灼痛感，此為念珠菌陰道炎特有的症狀。
3. **膿性白帶**：由化膿性細菌感染所引起，若白帶呈黃色且兼有泡沫，並伴隨外陰搔癢時，則應考慮為「滴蟲性陰道炎」。
4. **含血性白帶**：性接觸時出血，有可能為惡性腫瘤，如子宮頸息肉、子宮頸癌等，應立即就醫，不要拖延。
5. **水樣白帶**：為病變組織變性壞死所致，多見於子宮頸癌、子宮體癌、子宮黏膜下肌瘤等。

◎ 治療

治療異常性白帶，必須先確定致病的原因，如為黴菌感染，除了使用抗黴菌的藥物外，也要穿著寬鬆的褲子，以避免局部潮濕；反覆感染者，要告

知醫師是否長期服用抗生素、類固醇、避孕藥等藥物,並進行糖尿病的篩檢;經診斷確定為陰道滴蟲者,則必須與性伴侶同時治療,以杜絕「乒乓傳染」的可能性等。

預防白帶,妳可以這樣做

1. 留意白帶的顏色、多寡、氣味等,發現異狀最好向醫師請教。
2. 保持良好的衛生習慣,勤換內褲及生理用品,盡量不使用護墊,以保持陰部的通風。
3. 上班時避免長時間久坐,應適時起身動一動,促使骨盆腔的血液循環良好。
4. 飲食上忌生冷、刺激性、酸性食物,如麻辣火鍋、醬菜、咖哩等。
5. 保持情緒上的平靜及充足的睡眠。

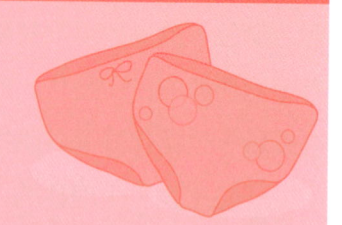

生殖道感染發炎

在正常的情況之下，婦女的陰道都會有適量的分泌物，它具有潤滑陰道的作用，使陰道不至於太過乾燥，傷害了陰道表皮組織。陰道的分泌物是由陰道壁的滲出液、子宮頸黏液、子宮內膜及輸卵管分泌液、外陰的油脂腺、汗腺、巴氏腺、史氏腺分泌以及微生物和其產物等組合而成，其外觀應該是無色、無味、無刺激性的，酸鹼值約4.0。值得一提的是，陰道並非無菌的，常見的細菌至少有六種以上，最多的是乳酸桿菌，它能維繫陰道優良的生理環境，使陰道內的酸鹼度維持在弱酸性的環境，而這種環境不利於大多數的致病菌滋長，但若常用肥皂清洗陰道，可是會消滅乳酸桿菌，造成不好的細菌及黴菌成長的！

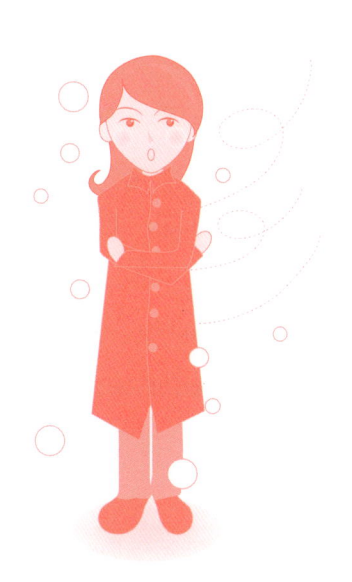

當寒冬來臨時，門診的病患中主訴陰道炎的比例明顯增加，這是由於天氣一冷，人們為了禦寒，用厚厚的衣物裹緊下半身，在密不通風的情況下，極易誘發陰道炎。而常見的陰道感染有念珠菌陰道炎、細菌性陰道炎、滴蟲陰道炎等，茲介紹如下。

● 念珠菌（黴菌性）陰道炎

陰道炎最常見的原因是一種屬於黴菌的白色念珠菌感染，念珠菌是陰道內一種常見的菌種，在月經期前後、停經期或生產後，當陰道酸度減少，黴菌和細菌之間正常的平衡被破壞時，念珠菌的數量會急速增加而造成感染，即稱為念珠菌陰道炎。此類型的發炎，約占陰道炎的50％，而懷孕末期的

婦女有15～20％，一般婦女有4～6％均感染此症。

什麼人比較容易感染念珠菌呢？一般多好發於長期使用抗生素、服用抗排斥藥、糖尿病病患、免疫機能不良、愛滋病、月經黃體期、懷孕以及服用高劑量口服避孕藥的婦女等族群。另外，衛生習慣不良，或經常穿著厚重緊身褲與合成纖維的衣物，與濫用陰道灌洗液、除臭劑等生活習慣，也會增加感染的機會。根據統計有75％的婦女終其一生至少感染一次，有一半的婦女則至少復發一次，約5％的婦女轉變為慢性感染。

◎ 症狀

念珠菌感染最常見的症狀為陰道或外陰部極度搔癢、陰道紅腫出血，而在排尿或行房時經常有灼熱感、小便疼痛及頻尿，且帶有白色、濃稠、似乳酪或奶昔的分泌物，其中又以搔癢最嚴重，有時甚至會造成無法入眠。

◎ 治療

念珠菌陰道炎的治療目標在於快速的緩解症狀，通常以栓劑、錠劑或乳膏於睡前塞入陰道中，連續治療10～14天；或使用口服抗黴素及塗抹藥膏，也具有止癢及殺菌的效果。這種病症的治癒率高，只是再感染的比例也高，必須小心用藥。

如果復發，就必須加長治療期或使用較強的藥物，但是平常的衛生習慣也要注意，盡量不使陰部潮濕悶熱，並且注意上述提到的原因都是防止再發的方法。

● **細菌性陰道炎**

細菌性陰道炎（正式稱為非特異性陰道炎）是另一種常見的感染症，約有一半的婦女即使罹患此症，但卻無症狀，到婦產科就診的病人有5～15％均感染此症，懷孕的婦女則有15～20％罹患此症。

目前引起細菌性陰道炎的原因並不是很清楚，主要是由於陰道的酸鹼性改變，細菌性陰道炎代表陰道微生物族群生態的改變，一般認為是細菌的過

度生長（尤其是厭氧菌和格蘭氏陰性桿菌）合併乳酸桿菌的減少所致。這些改變菌種的代謝產物會使陰道分泌物酸鹼值增加，超過pH4.5。因此經常性的陰道灌洗、使用含有芳香劑的女性衛生用品、月經和性行為等，都可能會改變正常陰道酸鹼值而誘發細菌性陰道炎。

◎ 症狀

細菌性陰道炎最典型的特徵是陰道產生灰白色或黃色的分泌物、帶有腥臭味，尤其是在月經前後或未避孕的性交後更明顯，一般情形下，外陰部搔癢和刺激感較輕微。

◎ 治療

除了使用口服藥物、陰道塞劑之外，由於陰道酸鹼性已被改變，因此極易復發。不妨延長治療期，也可以使用略酸性的溫水坐浴（如溫水加上檸檬汁或醋），另外也要注意維持單純的性伴侶、生理期不使用棉條等原則。治療不完全的細菌性陰道炎可能會伴隨嚴重的後遺症，包括子宮頸炎、骨盆腔發炎、懷孕時羊膜內感染、產後子宮內膜炎、早期子宮收縮和早產、再發性泌尿道感染，千萬不能輕忽它。

● 滴蟲陰道炎

雖然大多數陰道炎的治療原則與方式相當簡單，但是偶爾也會遭遇頑強而久治不癒的情形，其中最常見的便是陰道滴蟲感染。現今認為性接觸仍然是陰道滴蟲感染最常見的原因，而男方通常不會有任何的不適症狀，但是在確定診斷後，男女雙方都要接受完整的治療與追蹤，否則交互感染應該是再復發的重要因素。

◎ 症狀

滴蟲陰道炎是由一種稱為滴蟲的單細胞寄生蟲感染而引起，當然有的患者可能只是一直感到有微量的白帶，而沒有任何其他的不適。至於大部分陰道滴蟲的感染者，除了有強烈的外陰搔癢、紅腫、燒灼與性交疼痛外，還會

發現陰道有惡臭的黃綠色分泌物，這些分泌物通常稀薄且帶有泡沫，病人還常合併有解尿不適、頻尿或排尿時有灼熱感等下泌尿道受到感染的症狀，有的患者甚至可能長期為反覆復發的膀胱尿道炎與陰道炎所苦。

◎ 治療

滴蟲絕大多數是由性行為感染造成的。口服、陰道藥片或局部止癢藥膏都可以用來治療，但是維持單純性伴侶，且在就診的同時要帶著伴侶一起治療才能達到最好的效果。此外，滴蟲陰道炎常波及陰道上皮、大前庭腺和巴氏腺，以及尿道等部位，因此必須全身性給藥。陰道滴蟲感染常與細菌性陰道炎和其他性傳染病同時發生，所以，應小心評估合併多重感染的可能性。若為久治不癒且合併泌尿道症狀的陰道炎，就必須考慮為陰道滴蟲感染的可能性。

時常有患者詢問，感染到上述這些病症，是不是由於先生或男朋友的關係，其實除了陰道滴蟲之外，都不是由性交造成的。此外，它們除了造成不舒服的症狀外，對身體的健康影響不大（細菌性陰道炎造成骨盆腔發炎的機會可能較高）。但是其他的性病就不同了，如梅毒、淋病、披衣菌、菜花、人類乳突病毒等，除了症狀之外，還有遺留許多嚴重的後遺症，如骨盆腔發炎或化膿、不孕、胎兒畸型、子宮頸癌等。

陰道炎是一種常見的病症，大多數的婦女都曾經有過這種經驗，而其嚴重程度從輕微到幾乎不會去注意的分泌物，至非常不愉快的搔癢而干擾正常的起居生活，甚至產生燒灼、疼痛感。不管它的症狀是如何的輕微，都不應該被忽視，必須盡快找醫師檢查。治療陰道炎最重要的原則是正確診斷，找出病源，以便對症下藥，且治療過程需持之以恆，才能有顯著的療效。

癢癢癢～擺脫黴菌的糾纏

　　黴菌是無所不在的，從頭到腳，幾乎每個部位都可能被它盯上，但是性器官的感染卻常成為女性的專利，一旦外陰陰道感染了黴菌，不少人會覺得奇癢難耐，分泌物多得怎麼清也清不乾淨，加上外陰紅腫疼痛，常常連走路都得調整姿勢，怪的是明明已經很注意清潔了，它卻一再發生，看婦產科成了家常便飯，讓人不知該如何是好。

◎ 症狀

　　黴菌主要的症狀就是癢，分泌物為白色起司塊狀，但也有可能水水的，也經常出現陰部痠痛、紅腫或小便疼痛，月經來之前一星期會特別不舒服，行經後可能會好一些；行房時常有疼痛感，事後有些男性陰莖也會有癢或紅腫的現象，但是卻很少人因此感染致病。

　　據估計，年輕女性中有75％曾有黴菌感染的經驗，其中一半會再復發，5％的人會一再發作，難以根治。其實，黴菌常在健康的女性陰道中出現，但是為什麼有些人沒事，有些人會有症狀呢？目前還沒有找到確切的原因，性交太頻繁或是黴菌潛藏在直腸肛門的說法都未獲得證實，不過可以發現陰道乳酸菌的保護作用變差。有些狀況也可能增加黴菌感染的機會，如懷孕、糖尿病控制不好、使用抗生素治療、免疫力不好（愛滋病）、口服避孕藥、穿著緊身或尼龍料的褲子等。

◎ 治療

　　治療黴菌的藥物已經使用了30年以上，效果不錯，不管是塞劑、口服藥，治癒率都超過8成，也很少產生抗藥性。若合併使用藥膏會康復較快，不過一開始擦時可能會有刺痛感。如果妳不喜歡用塞劑或是局部藥物效果不好，可以吃藥治療，但是懷孕或是肝功能不好的人則不宜。如果一再發作，要先找出可能的原因，如糖尿病控制不好、常吃抗生素或是長期使用類固醇

藥物等,改善這些狀況對治癒黴菌絕對有幫助。

若找不到特別的原因,可試著延長藥物治療的時程,或在症狀解除後,使用預防性的藥物,不要等到發作再治療,比較方便的方法是每星期吃一次藥,或每星期用一次塞劑,雖然無法保證不會再犯,但是可以減少發作的次數。

陰道黴菌的感染雖然不會致命,但的確會造成生活上相當大的困擾。

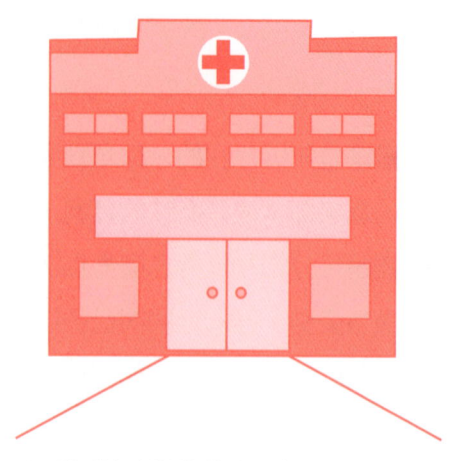

▲ 當感染陰道黴菌時,應該尋求醫師的治療,不應自行到藥房買藥,以免導致更為惡化。

有的人習慣自己到藥房買藥使用,卻常因藥不對症而越用越糟,如果真的不舒服,勸大家還是找醫生進行診斷治療比較好。如果妳真的不幸是那5%反覆發作的族群,也不要灰心,好好的與醫師配合,找出可能的因素,加上適當的藥物治療,一定可以將疾病造成的影響減到最低。

如何預防發生陰道炎?

1. 不濫用抗生素,補充活性乳酸桿菌,維持陰道內的弱酸性環境。
2. 盡量避免使用陰道洗滌劑等產品來沖洗陰道,以免破壞陰道內的菌群,反而容易招致念珠菌等其他細菌。
3. 選擇棉質吸汗的衣物,不連續穿著緊身的褲襪或牛仔褲。
4. 如廁後擦拭外陰部應由前往後擦,以免將細菌帶至陰道口。
5. 多運動,以增強自身免疫力。
6. 飲食要均衡,不過分攝取甜食。

註:此篇文章為吳伯瑜醫師的著作,並取得他的授權,得以收錄於本書中。

披衣菌感染

披衣菌感染屬於細菌性的性傳染病，潛伏期 2～6 週。披衣菌是一種在構造上介於細菌和病毒之間的微生物，病原體為 Chlamydia trachomatis，僅能生存於細胞內，因此是一種絕對細胞內寄生的細菌。一般而言，披衣菌較常見於有性行為的青少年，15～24 歲是高危險群，估計流行率約為 45％。根據紐約衛生局的報導，目前每年感染披衣菌的患者是生殖道皰疹與濕疣的四倍以上，而披衣菌感染的發生率於不同的地方所作不同的研究與統計之間的差異很大。一般文獻報導婦女的感染率約為 0.5～8％。

披衣菌的特性

1. 潛伏期很難確定，可能 7～14 天或更久。
2. 現今傳染期無從獲悉，經常會復發。
3. 有很強烈且普遍的感染性，治癒後仍然會再得，不具有免疫性。
4. 目前不是報告傳染病，無須檢疫。
5. 尚無疫苗可供注射。

◎ 傳染途徑

披衣菌是目前傳播最廣的一種性傳染病，在美國估計約有 400 萬的感染人次，但是這個數目也只是粗略的保守估計而已。披衣菌絕大部份是經由性行為傳染，精液、陰道分泌物或血液都可能攜帶披衣菌，接觸到這些體液就可能導致感染。而生殖道的感染可能經由性行為導致咽喉的感染，被感染的人有機會出現眼部的症狀，孕婦在生產時更可能垂直感染給嬰兒。

◎ 症狀

通常初期披衣菌的感染並沒有明顯的症狀,而且不易發現,也正因為如此,患者多半不會尋求醫療諮詢。之後會隨著感染時間越久,逐漸出現症狀。然而,常因個人體質的不同而有不同的症狀,症狀的出現也時好時壞。

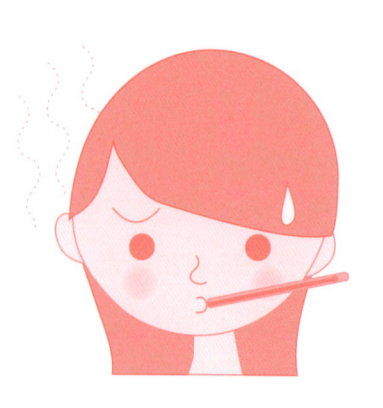

- **男性常見症狀包括**:尿道分泌物、睪丸腫脹、小便疼痛;陰莖開口處有刺激等症狀。
- **女性常見症狀包括**:有75～90%的女性患者沒有症狀、陰道分泌物增加、小便、下腹,以及性交疼痛、噁心嘔吐發燒、不規則陰道出血、慢性子宮頸發炎,發生率約5～15%。

對女性來說,披衣菌所帶來的傷害,可分為:

1. **急性期的直接傷害**:披衣菌引發的子宮頸炎、子宮內膜炎、輸卵管炎及卵巢發炎,由發炎反應直接導致組織的損傷。
2. **隱形的慢性傷害**:長期的發炎將導致輸卵管阻塞、輸卵管水腫或骨盆腔沾黏,甚至是不孕症。

另外,披衣菌感染容易導致子宮外孕的發生率明顯上升。孕婦遭披衣菌感染若未治療,將有50%機率造成新生兒結膜炎,有可能導致新生兒失明;有20%機率導致新生兒肺炎或其他呼吸道疾病,嚴重時甚至引發死亡。

> **如何預防披衣菌感染？**
>
> 1. 不接觸：避免所有性行為！（實際有些困難）
> 2. 安全的性行為：不論陰道性交、肛交或口交，每次都要全程使用保險套。
> 3. 將性伴侶的人數降至最低。鼓勵性伴侶雙方定期接受性傳染病的篩檢。

◎ 長期後遺症

早期發現並進行適當的治療通常不會有嚴重的後遺症，一般而言男性的後遺症，如副睪炎、前列腺炎、不孕症等；女性則包括骨盆腔炎發生率上升，約有50％的骨盆腔炎是由披衣菌所致，慢性感染容易導致骨盆腔沾黏、輸卵管阻塞或水腫、慢性骨盆腔疼痛、不孕症等，這點不可不注意。

◎ 治療

披衣菌只有使用抗生素治療，否則不會自行痊癒。最常使用的兩種藥物是四環黴素類與紅黴素類藥物，性伴侶通常建議同時接受治療。

- 四環黴素（Tetracycline）：至少連續7天，每天四次，每次500毫克。
- 多西環素（Doxycycline）：至少連續7天，每天兩次，每次100毫克。
- 阿奇黴素（Azithromycin）：1000毫克，單劑治療。對於新生兒或已懷孕或可能懷孕的女性則使用紅黴素。

註：此篇文章為鄭愉文醫師的著作，並取得他的授權，得以收錄於本書中。

急性腹痛

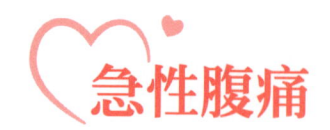

由於造成急性腹痛的原因很多，在發生疼痛時，有一些原則可供參考，如果疼痛是突然產生而且非常劇烈，最有可能的病因為腹部的器官穿孔或是缺氧所造成的；如果疼痛是一陣一陣的，可能是來自於肌肉收縮或是器官阻塞，如小腸阻塞或子宮積血等；如果疼痛的感覺是整個腹部悶脹的情況，可能是肚子裡面有一些液體、膿或是血液聚集產生的刺激。

一般而言，造成急性腹痛的病因，可分為婦科、腸胃道、泌尿道三種病因，茲分述如下：

一、婦產科病因

● 流產

流產時可能誘發子宮收縮造成下腹疼痛。

● 子宮外孕

子宮外孕指的是胚胎著床在子宮以外的地方，大約有95％的子宮外孕是著床在輸卵管裡面，現在由於妊娠檢測的進步，子宮外孕的誤診已經是越來越少了，但是如果不注意，少部分的子宮外孕還是可能造成死亡的。

● 卵巢囊腫破裂

卵巢囊腫在婦產科中是很常見的一種疾病，大多數也都是良性的，在小於45歲的女性中，卵巢的腫瘤為惡性的比率不到10％。功能性的囊腫是最常見的卵巢囊腫，包括了黃體囊腫、濾泡囊腫，許多人常說的水瘤也就是這個東西，它是在自然的月經週期中發展而成的，絕大多數沒有任何症狀，因

此多半是在門診時照超音波偶然發現的。

囊腫在4～8週後，通常會消失，不過囊腫有時會破裂，而且它破裂的機會比起其他良性或惡性的腫瘤還要高，其他會造成破裂的原因，還包括了畸胎瘤、卵巢上皮囊腫或是子宮內膜異位瘤等。除此之外，濾泡、黃體也都有可能破裂出血，如在排卵期產生的腹痛，即為卵巢的濾泡因排卵的關係產生破裂，造成血液流到腹腔中所產生的刺激，不過這種疼痛一般是比較輕微且短時間就可以恢復的。

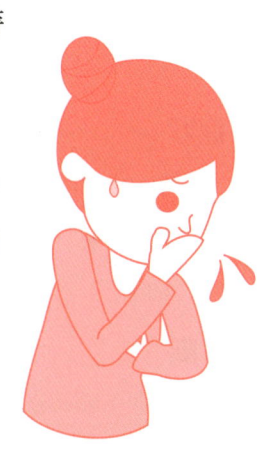

◎ 症狀

卵巢囊腫破裂會產生急性的疼痛，痛覺會慢慢擴散到整個腹部，如果出血增加，可能會造成血壓下降、暈眩，甚至昏倒。

◎ 診斷

通常醫師會先驗孕排除懷孕的可能，再檢查血液的狀況，看有無貧血，用超音波或經由陰道穿刺的方法確定腹腔內的出血情形。

◎ 治療

如果出血很多或是血壓下降，有時還是需要藉由手術來治療的，大量的腹腔出血可能會造成沾黏或器官的損傷，間接會影響到將來的受孕能力。如果沒有血壓下降、貧血或是經由陰道穿刺出來的血液，其血紅素濃度小於16％，通常可在醫院觀察或給予點滴治療。反之，若血壓下降或是穿刺出來的血液濃度值大於16％，就應該考慮手術，手術的方式包括腹腔鏡或開腹手術。

● 卵巢或卵巢囊腫扭轉

卵巢、輸卵管或輸卵管旁的囊腫都有可能產生扭轉的現象，發生扭轉時會因為缺血而造成急性的腹痛。良性畸胎瘤是最常發生扭轉的卵巢腫瘤，

其他卵巢的惡性腫瘤或發炎所造成的囊腫，由於與周邊組織沾黏的關係也有可能產生扭轉，卵巢本身或正常的輸卵管也有可能在劇烈活動時產生扭轉的現象。

◎ 症狀

扭轉的疼痛通常是很嚴重且持續性的，同時可能伴隨噁心、嘔吐，如果只有部分的扭轉，也可能是間歇性的疼痛，疼痛會發生在搬東西出力、運動或性行為時。

◎ 診斷

內診時在卵巢部位有明顯的疼痛現象，在超音波底下可以看到因扭轉造成缺血而脹大的囊腫或卵巢。

◎ 治療

大部分都需要手術，如果組織還沒有壞死，可以將扭轉解開，不過，如果已經發現壞死的現象，可能就必須切除，手術可以經由腹腔鏡或開腹手術完成。

● 急性骨盆腔炎

骨盆腔發炎是一種病菌引起的骨盆腔感染，通常它的來源可能是陰道的細菌或是經由性行為傳染的淋病、披衣菌等菌種，骨盆腔發炎是相當常見的婦女問題，統計上大約1/4的病人會有嚴重的後遺症，包括慢性下腹痛的子宮外孕及不孕等。骨盆腔發炎每發作一次，子宮外孕的機會增加6～10倍，而不孕的機會是12％，發作兩次則為25％，三次甚至高達50％。

骨盆腔發炎的病人中，有1/3是以前就發作過的，由此可見它是多麼難以擺脫。而會增加骨盆腔感染的危險因子，包括年輕女性有多重性伴侶、頻繁的性行為、性伴侶未接受治療、避孕器的使用、子宮頸長期有細菌性感染、曾有感染過，以及先前的骨盆腔發炎治療不當等。

◎ 症狀

它會引起明顯的急性腹痛，而且越動痛得越厲害，有膿狀的陰道分泌物，有時也會嘔吐或是發燒，症狀在月經期間會變得更加嚴重。

◎ 診斷

下腹痛、內診時子宮的碰觸痛、卵巢及子宮旁組織疼痛是診斷的三要素，另外，在血液檢查方面可以發現白血球有增加的現象，同時病人也會發燒，如有需要可以進行經陰道的後穹窿穿刺術，在取出的液體中可以發現細菌或白血球增加的現象，儘管如此，骨盆腔發炎還是有可能與其他的腸胃道感染症狀非常類似，如盲腸炎就常常被誤以為是骨盆腔發炎。

◎ 治療

使用口服藥治療足夠的時間，如果不是第一次發作，最好連續服用兩星期，最怕的就是患者覺得自己好像快好了，便不吃藥，如此一來，具有抗藥性的細菌將會留在體內，以後要治療就會越來越沒有效。而有些病人可能需要住院，如有骨盆腔的膿瘍、懷孕或合併使用避孕器且症狀比較嚴重，診斷不確定、沒有辦法使用口服藥物或服用口服藥物在48小時之內沒有改善的病人。年輕的病人在治療時要特別有耐心，務求治療徹底，以免將來引起不孕的後遺症。

● 子宮肌瘤

子宮肌瘤是由子宮的平滑肌所產生的一種良性腫瘤，子宮肌瘤如果壓迫到膀胱、直腸或其他的子宮韌帶可能產生一定程度的不適，如頻尿、解便困難等。如果子宮肌瘤發生了變性、扭轉，就會因為缺血造成急性的疼痛，在懷孕期間子宮肌瘤可能在短時間內迅速增大，發生變性的機會比較高。從子宮往外長的肌瘤比較可能產生扭轉的現象。此外，在子宮內膜底下的肌瘤，如果往子宮方向突起常常會引起子宮強烈的收縮，此時也可能發生陣發性的疼痛。

◎ 症狀與診斷

除了疼痛之外，有的人可在腹部摸到隆起的子宮硬塊，醫師在超音波底下也可檢查到子宮肌瘤，少部分的人會有發燒及白血球增加的現象。

◎ 治療

子宮肌瘤發生變性時，通常觀察或服用一些止痛藥物就可以慢慢緩解，若有子宮向外突起的肌瘤且產生扭轉，或為子宮內腔黏膜下的肌瘤等，可以用手術的方式加以去除，其手術的方式包括了腹腔鏡、子宮鏡等。

● 子宮內膜異位

子宮內膜異位指的是原本應該長在子宮內腔的子宮內膜組織，長到子宮內腔以外的地方。

◎ 症狀

它可能產生經痛、性交疼痛或腸胃道痙攣等不適，也可能造成不孕的問題，急性腹痛在經期或月經快要來之前都可能發生。子宮內膜異位產生的巧克力囊腫破裂，也會造成厲害的疼痛。

◎ 診斷

內診時常可以發現子宮是後屈且固定在骨盆腔底，子宮的兩旁也可能發現一些因子宮內膜異位造成的節結。超音波的檢查也可能發現子宮內膜異位囊腫的現象，不過有時子宮內膜異位組織的病灶很小，超音波看不到，可能需要用腹腔鏡才能夠做出正確的診斷。患者通常血液檢查中的CA125會升高。

◎ 治療

如果發生了巧克力囊腫破裂的現象就必須進行手術，較小的巧克力囊腫或病人的症狀並不嚴重，可以先從藥物治療開始，子宮內膜異位的治療要視各個病人的實際狀況再擬定最佳的對策。

二、腸胃道病因

● 盲腸炎

它是腸胃道問題引起急性腹痛最常見的原因，在症狀上有時與骨盆腔發炎相當類似，所以在診斷及區別上要很小心。

◎ 症狀

盲腸炎一開始時可能是整個腹部的悶痛，或是上腹的疼痛，且伴有噁心、嘔吐的現象，經過幾個小時之後疼痛會慢慢擴展到右下腹的地方，發燒、畏寒可能隨之而來，但是有時症狀不是那麼的明確。

◎ 診斷

醫師除了從症狀上來做判斷之外，也可以利用患者一些大腿姿勢的改變來引發疼痛（psoas sign；obturator sign），在做內診時子宮通常不會產生疼痛，反之在進行破裂的右邊盲腸檢查時則會加重疼痛的症狀。另外，骨盆的超音波通常是正常的，血液檢查也有白血球升高的情況。若有必要，電腦斷層也可以幫助診斷。

◎ 治療

儘管腹部手術中可能有20％最終證明並不是盲腸炎，不過若病人有明顯症狀時，手術還是比觀察來得好，因為如果不加以處理，並持續觀察的話，萬一產生盲腸炎破裂合併腹膜炎的狀況，可是會危及病人性命，甚至也可能造成將來沾黏不能懷孕的後遺症。

● 急性憩室炎

憩室是一種可能長在乙狀結腸上，並向外突起類似盲腸的組織，它同樣也可能產生感染發炎的現象，更年期後的婦女比較容易發生，不過30～40歲的女性也可能產生這樣的情形。

◎ 症狀

憩室炎可能產生劇烈的疼痛,但是大部分的病人都沒有明顯或是只有一些腸道刺激的症候,如嘔吐、打嗝、便祕、腹瀉等,憩室炎也很少像盲腸炎一樣產生穿孔或腹膜炎的狀況,噁心、嘔吐的機會也比盲腸炎來得少。

◎ 診斷及治療

醫師可以依照病人的症狀以及腹腔、骨盆腔的檢查來區別是否有憩室炎的可能,電腦斷層也有相當的幫助,如果有懷疑的話,可以先用抗生素來治療,少部分的病人如果發生了憩室的膿瘍是需要手術加以處理的。

● 小腸阻塞

女性常見的小腸阻塞原因包括了手術後的沾黏、疝氣、腸道發炎或腸道、卵巢的惡性腫瘤。

◎ 症狀

腸阻塞一開始的症狀為肚子痙攣性的疼痛,然後肚子會開始脹起來,噁心、嘔吐、便祕等症狀隨之而來,如果阻塞的地方比較高一些,在疾病早期可能就會產生嘔吐的情形;如果阻塞的地方比較靠近大腸等位置,腹部腫脹及腸胃道的症狀就會比較多。

◎ 診斷及治療

腹部的X光是一定要進行的檢查步驟,如果發現為完全的腸道阻塞,病人是需要手術的,腸道部分阻塞可以先給予點滴治療及胃管抽吸,看看能否自行恢復,當然,最重要的是要正確地找到實際上阻塞的原因加以處理。

三、泌尿道病因

會造成急性疼痛的泌尿道問題,包括了結石、膀胱尿道炎或腎盂腎炎等。結石的疼痛通常是非常的厲害且為痙攣性的,疼痛的位置可以從後腰一直延伸到鼠蹊部,病人也常常會有血尿的情況,膀胱炎的疼痛則是比較緩和

一些，疼痛的位置常在恥骨上緣，同時也會產生頻尿、尿急、解尿疼痛或血尿的情況。

◎ 診斷

結石的診斷可以經由Ｘ光、電腦斷層或腎臟血管攝影檢查來排除，至於泌尿道的感染則要做尿液的分析，少部分的病人必須要做尿液的培養。

◎ 治療

一般是以藥物治療為主，結石可以請醫師評估是否要以手術或是碎石機等方式處理。

註：此篇文章為吳伯瑜醫師的著作，並取得他的授權，得以收錄於本書中。

慢性骨盆腔或下腹疼痛

造成慢性骨盆腔疼痛的原因非常多，從子宮內膜異位到神經血流受到壓迫都有可能，有12～15％的女性會受到這個問題的困擾，覺得焦慮沮喪，連帶的婚姻、生活、工作都可能受到影響，治療慢性骨盆腔疼痛的效果常常不是很好，甚至在已經因為疼痛而切除子宮的病人當中，有30％的患者還是沒有辦法解除疼痛。此外，根據統計指出在接受了腹腔鏡手術的病人當中，有20～80％沒有辦法發現骨盆腔內有任何的異常。

診斷時醫師會針對可能發生骨盆腔疼痛的原因做徹底的病史及理學檢查，檢查會涵蓋生殖器官、腸胃道、肌肉筋骨的疼痛或泌尿道等。醫師可能會詢問疼痛的位置、疼痛牽引的部位、疼痛的嚴重程度、什麼樣的姿勢會減輕疼痛或什麼樣的動作會加重疼痛、與月經的關係、有沒有生活的壓力事件、工作的狀態、運動情形、有無性交疼痛等，就診前如果可以先了解這些問題，對於醫師診斷會有很大的幫助。一般而言，造成急性腹痛的病因，可分為婦科、腸胃道、泌尿道三種病因，茲分述如下：

一、婦科病因

最常見的婦科病應當屬子宮內膜異位及骨盆腔沾黏，其他可能造成的因素還包括子宮肌瘤、卵巢腫瘤或是骨盆腔脫垂，下面我們就針對其中一些主要的原因加以探討：

● 子宮內膜異位

在因慢性骨盆腔疼痛進行腹腔鏡檢查的女性病人中，有15～40％的人有子宮內膜異位情形。子宮內膜異位會產生慢性發炎的狀態，但是為什麼會造成疼痛？確切的病因還不是非常清楚，子宮內膜異位產生的地方或嚴重程

度有時與疼痛不成比例，事實上有30～50％的子宮內膜異位症患者不管疾病嚴重程度如何都沒有疼痛的狀況產生，但是有些手術時發現不嚴重的病人卻疼痛到無法忍耐。儘管如此，若子宮內膜異位侵犯到陰道深部或子宮間椎的韌帶就會產生很典型的性交深部疼痛，相關資料請參考第132頁「我有子宮內膜異位症嗎？」一文。

● 腹腔或骨盆腔沾黏

沾黏的原因可能是手術、感染的後遺症，不過沾黏的嚴重程度或部位常常與疼痛不成比例。

◎ 症狀

沾黏產生的疼痛通常是腹部沒有特定位置的悶痛，疼痛通常不定時，而且由於沾黏會影響到腸胃的蠕動，因此腸胃的症狀，如便祕、腹瀉等相當常見，嚴重的話，甚至可能會造成腸胃道的阻塞。

◎ 診斷

在診斷沾黏時，首先必須排除其他可能造成疼痛的因素，腹腔鏡是最常使用的方式，最近也有一些醫師利用局部麻醉及鎮靜藥物，讓病人在有些微意識的狀態之下，使用迷你型單孔腹腔鏡檢查沾黏的部位，再讓病人感覺是否疼痛，以便找到造成疼痛的正確位置，這樣的診斷方式可能比較準確，但是由於個案不多還需要進一步的研究。

◎ 治療

除了針對症狀給予藥物治療之外，手術也是選擇之一，不過手術分離沾黏後病人能夠獲得的改善程度，則因人而異。比較嚴重的沾黏，若病人沒有焦慮、沮喪，或家庭、社會等因素合併在內的話，手術的效果會較為良好，因此在進行手術清除這些沾黏之前，一定要徹底評估病人是不是有其他心理因素而造成的疼痛。

● 骨盆腔充血（骨盆腔瘀血症候群）

1954年泰勒學者發現情感或壓力可以導致自主神經失調，間接造成平滑肌的痙攣，使得子宮及卵巢的血液回流受到阻礙，簡單比喻像是骨盆腔靜脈曲張這些狀況可能與慢性疼痛有相關。

◎ 症狀

典型症狀包括下腹及下背疼痛、經痛、性交疼痛、不正常的子宮出血、慢性疲勞或腸胃道等症狀，疼痛通常從排卵期開始一直持續到月經結束，子宮進行檢查時可以發現變得較大，卵巢同樣也有腫大的現象，內診時可發現子宮附近的一些組織會產生疼痛感。

◎ 診斷

子宮的血管攝影是主要的診斷方式，其他像是超音波、核磁共振或腹腔鏡也都可以發現骨盆腔有充血或靜脈曲張的現象，但是這些診斷有些是相當昂貴或需要麻醉，對病人來說不見得十分方便，因此在診斷時必須考量病人症狀的嚴重程度，再做最適當的選擇。

◎ 治療

治療骨盆腔充血的方式，主要有三種，一是荷爾蒙治療，對於疼痛的控制一般來說相當有效果；二是骨盆腔靜脈的栓塞治療、靜脈硬化劑治療或靜脈支架治療，但是這種治療不管是在花費或技術上都有相當的難度；三是子宮切除，若已確定無生育上的需求，子宮切除也是可以考慮的方式。

● 輸卵管卵巢發炎（骨盆腔發炎）

輸卵管、卵巢發炎多半為急性症狀，但是披衣菌或黴漿菌的感染有可能造成慢性的輸卵管發炎。擁有多個性伴侶的女性也可能因為反覆的感染，造成長期的疼痛，而淋病所引發的骨盆腔發炎也有可能造成反覆性的感染。

◎ 症狀

醫師除了在內診時發現患者產生典型的骨盆腔感染疼痛外，其血液檢查

中也可以發現白血球上升。如有需要，針對淋病或披衣菌的子宮頸檢查或培養也可以考慮一併進行。

◎ 治療

藥物治療依然是主要的方式，若治療無效，則可以考慮進行腹腔鏡檢查，除了檢查是否有其他病因造成疼痛，也可以取得骨盆腔的液體做培養，以確定有無感染。

疼痛的類型

經痛、骨盆腔疼痛或下腹痛可以算是婦產科門診最常見到的問題了，不過對於醫師來說，它們也是最頭痛的問題，由於產生疼痛的原因非常多，許多疾病所表現出來的症狀也相當的類似，在診斷或治療時會有一定程度的困難性，因此一定充分要了解這些疾病的來龍去脈，以便對症下藥，解決問題。一般而言，疼痛通常可分為下列三個類型：

1. 急性疼痛：突然發生，而且在短時間就變得相當嚴重，但持續的時間比較短。
2. 慢性疼痛：疼痛的時間超過6個月以上。
3. 週期性疼痛：與月經週期有相關性的疼痛，如經痛。

二、腸胃道病因

子宮、子宮頸及卵巢等器官，與盲腸、乙狀結腸及直腸都有相同的神經分布，這些神經會傳導疼痛的感覺，經過交感神經達到脊椎的胸椎第10節到腰椎第1節的地方，因此當疼痛發生時，常常很難區別究竟是哪個位置出了問題，充分了解病史、詳細的檢查是找到病因的不二法門。

● 腸躁症

它是造成下腹疼痛最常見的病因之一，在慢性骨盆腔疼痛由別的科轉介至婦產科的病人當中，有60％的病人其實是因為這個因素所引起的，腸道激躁症的病因並不清楚，可能與心理、生活壓力有一定的關係。

◎ 症狀

腹痛、腹脹、排氣、便秘與腹瀉交替，然而有時壓力、焦慮、情緒低落、月經來潮都會造成腹痛，疼痛多半是間歇性的絞痛，但也可能一直持續，疼痛的部位多在左下腹。

◎ 診斷

根據Rmoe II的診斷標準，在過去12個月內有12週以上，連續或間歇發作的腹部疼痛，且合併有2～3個以下的症狀：排便後腹痛減輕、腹痛時排便次數增加、腹痛時大便較軟或腹瀉，但是約有三成在腸道真正有異狀的病人也會出現上述的症狀，因此在診斷上具有一定程度的困難性，其他檢查如血液、大腸鏡、糞便、X光腸道顯影等也是需要的，如此一來才能排除一些器官上的實際問題。

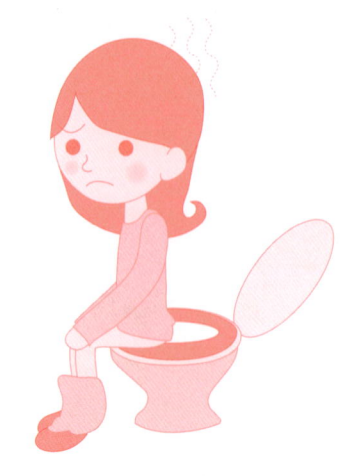

▲ 腸道激躁症造成腹痛、腹脹、排氣、便秘與腹瀉接替等症狀。

◎ 治療

仍以藥物為主，不過絕大多數的效果不甚理想，應該從改善個人生活型態著手，如三餐定時定量、細嚼慢嚥、不吃刺激性的食物等原則，以免

細嚼慢嚥

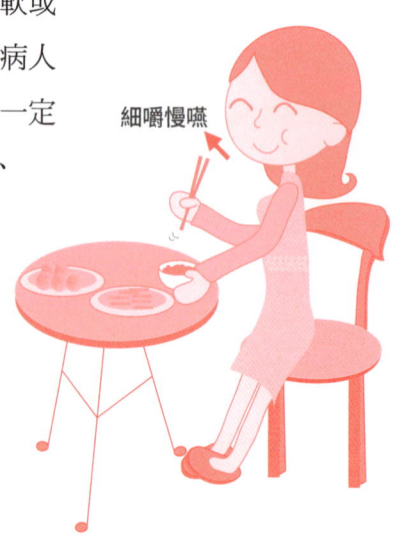

▲ 治療腸道激躁症應從改善個人生活形態為主，並非一味依賴藥物。

症狀持續惡化。

另外，也要懂得排除如沮喪、焦慮、緊張等負面情緒，當發現自己無法再承受任何壓力時，不妨出去散散心或和三五好友相聚，相信這對於改善疼痛絕對有相當的助益，目前也有一些新藥陸續研發，期望能及早解決這種煩人的問題。

三、泌尿道病因

● 尿道症候群

指的是有解尿疼痛、尿急等狀況，但是卻找不到膀胱或尿道的異常，發生的原因目前並不清楚，可能是潛在感染、尿道阻塞、心理因素或過敏反應等。

◎ **症狀**

頻尿、尿急、恥骨上方疼痛，也可能有性交疼痛、陰道痛、尿失禁等現象。

◎ **診斷**

尿液檢查或是培養，以排除尿路感染的可能性，內診也要仔細檢查尿道口有無過敏紅腫，陰道的感染也要注意，如果有需要，也可以膀胱鏡檢查有無其他的病因。

◎ **治療**

若為先前經常性罹患泌尿道感染的人，可以給予較低的劑量，較長時間的抗生素治療。對於更年期的人，則可以給予局部的女性荷爾蒙治療，若實在找不到病因，骨盆生物回饋療法可能幫得上忙，它主要是藉由骨盆肌肉的肌電圖變化或陰道內壓力變化的方式，利用電腦螢幕上圖形的顯示，來教導患者做正確的骨盆肌肉收縮運動來改善泌尿道的症狀。

● 間質性膀胱炎

發生的女性比男性多，好發於 40～60 歲的年齡層，發生的原因可能是自體免疫失調，但也可能與心理壓力有關。

◎ 症狀

解尿疼痛、夜尿、血尿，以及恥骨、陰道、會陰等部位產生疼痛，而在解尿後症狀會減輕。

◎ 診斷

依據症狀及膀胱鏡等典型的發現可以做為判斷。

◎ 治療

由於病因不是很清楚，治療沒有標準的方法，抑制痙攣藥物、消炎藥、抗憂鬱劑都具有一定的效果，其他如膀胱注水的方式、雷射等也都可以達到療效。

四、神經肌肉病因

● 腹部皮下神經壓迫或傷害

雖然它可能自然發生，但是由於皮下神經在下腹部多半是直向的，因此時常在施行腹部手術時採用橫向的皮膚切口（如剖腹生產）後產生這些症狀。

◎ 症狀

疼痛發生在局部的傷口附近，特別是兩側，會有燒灼麻痛感。

◎ 治療

大部分病人症狀並不嚴重，不需要特別的治療；少部分的人可以每隔一段時間局部注射止痛劑。如果症狀真的很嚴重，也可以考慮用神經冷凍療法或神經切除等方式治療。

● 肌肉筋膜疼痛症候群

占慢性下腹痛的15％左右，大部分的人都可以找到引發疼痛的痛點，如壓力、睡眠、外來傷害、內分泌失調等都可能是原因。

◎ **症狀**

在月經來之前或碰觸到腹部痛點時會特別痛，當膀胱、腸子脹時，也可能因為神經的牽連而造成疼痛。

◎ **診斷及治療**

醫師會找到痛點，或是藉由移動患者大腿、頭部等方式來引發疼痛以幫助診斷。治療可以利用局部麻醉藥物注射痛點，不過若經過一段時間的治療依然無法減輕症狀，也要考慮病人其他的心理因素。

五、心理因素

許多慢性疼痛與心理因素有一定的關係，它也會加重原本的病情，壓力、焦慮、憂鬱都可能是慢性疼痛的來源，因此有些病人在服用了抗憂鬱藥物後疼痛症狀會改善，也有些研究顯示孩童時期曾遭性侵害的女性日後比較容易產生慢性下腹痛。所以，在遇到下腹痛問題時，醫師或是妳都不應該忘了心理因素所造成的影響。

由以上的討論我們可以了解，造成疼痛的因素真的是千變萬化，還有一些較少見的病因限於篇幅沒有加以討論。同一種疾病也可能造成急、慢性或是週期性的疼痛，如何正確的找到病因，解決煩人的問題，有賴醫師與患者共同的努力，也希望大家能對腹痛有一點基本的概念，以便在與醫師討論病情時能有更多的互動，也更容易找到治療的方式。

別讓骨盆腔炎找上妳

一項令人震驚的統計顯示，美國1/7的女人在她的一生中都曾治療過骨盆炎。更糟的是，1/4的患者會有慢性腹痛、不孕或不正常懷孕。但有許多患者更是未被正確地診斷出來，因此實際上的數目字應該更高。很多女性在想要生寶寶時卻遲遲未能如願，這才發現原來是骨盆腔炎在作祟，像這種情況是很遺憾的，尤其這是可以預防和治療的。

什麼是骨盆腔炎？

骨盆腔炎是女性上生殖器官受到細菌感染，包括子宮、卵巢和輸卵管。下生殖道（子宮頸、陰道）有引起骨盆腔炎的細菌繁殖時，它們會經由子宮頸進入上生殖道。通常是因為性伴侶帶有性傳染病，常見的如披衣菌或淋病，若是沒有適當的治療，大約有40％的機率會罹患骨盆腔炎。它的發生經常是在嚴重陰道、子宮頸感染、流產之後，或任何經過子宮頸部或腹部而讓致病菌進入生殖道的手術操作。

骨盆腔炎的危險

它會在生殖道散播，引起嚴重的併發症。在美國每一年大約25萬人因而住院治療，150人因而死亡。長期的影響會傷害輸卵管，形成的疤痕會造成輸卵管阻塞，大約12％的病人在一次發作後變得不孕，若發生三次，不孕的機率將高達50％。它也增加子宮外孕的危險，患者可能因破裂出血而死亡。一般急性發作後也常因組織的傷害而容易演變成慢性骨盆腔炎。

哪些人較容易得到骨盆腔炎？

1. 大於25歲。
2. 超過一個以上的性伴侶
3. 較早開始有性生活。
4. 過去有性病的感染。
5. 經常做陰道灌洗。
6. 長期使用子宮內避孕器。

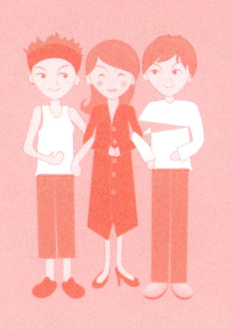

雖然每個婦女都可能得到，但一般以超過25歲較為常見，其中又以有較多性伴侶的女性，患病的機會較高（即便妳僅有一位性伴侶，但他卻有好幾個性伴侶，這也是一樣）。使用子宮內避孕器，特別是在置入的前幾個月最容易發生。陰道灌洗也被認為可能會將細菌推進子宮頸口內。一旦有了一次骨盆腔炎發作，便很可能再次復發，後來的感染不見得全是新的病菌造成的，多半是由於先前治療不完全導致。

◎ 症狀

可能很戲劇性或幾乎沒有感覺，如披衣菌感染，症狀非常輕微。而大多是下腹部持續的悶痛，常在月經後開始，尤其在性交時會更加嚴重。其他症狀包括不正常的陰道分泌物或流血、排尿疼痛、發燒、噁心和嘔吐。即使輕微的感染也會造成輸卵管廣泛性的損害，若妳覺得可能有骨盆腔炎，不要猶豫趕緊去看醫生。若已經感染骨盆腔炎，需小心追蹤，因為再有不正常的症狀可能代表其他的感染。

◎ 診斷

1. 醫生會詢問妳性行為的習慣和性伴侶的狀況。
2. 骨盆腔內診檢查，有時會採取子宮頸或陰道的分泌物進行披衣菌、淋病和其他傳染病的檢驗。
3. 相關抽血測驗、超音波等檢查。

4. 正確診斷有時並不容易，這是由於其他疾病也有類似的症狀。沒有單一檢查可以讓醫生確診妳有骨盆腔炎，有時臨床治療都無效時，最終要靠腹腔鏡檢查，才可以讓醫生看看骨盆腔是否有感染或有其他問題，如闌尾炎和子宮外孕等。

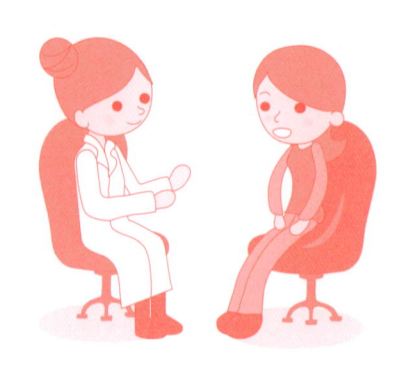

◎ 治療

主要是靠抗生素治療，如果藥物治療沒有效果或形成膿腫可能需要外科手術；抗生素可經口服、肌肉注射或靜脈注射。門診或住院治療則取決於病況嚴重程度與醫師的判斷。為了治療能夠成功，遵守醫囑是十分重要的，有時太早停藥或未按時服藥可能會治療不全而導致復發。由於骨盆腔炎與性行為有密切的關連，為防止再次感染，建議性伴侶也要進行檢查。

如何預防骨盆腔炎的發生？

1. 維持單純的性關係、使用保險套和殺精劑：很多人都認為骨盆腔炎不會發生在他們的身上，但不論妳的伴侶看起來是多整齊乾淨，妳仍是要假設他可能帶有性病，即使他自己不知道或是否認，都要堅持原則，保護妳自己。
2. 定期的婦科檢查和篩檢：由於在子宮頸的感染在傳播出去之前是可以先診斷和治療的，統計顯示定期的披衣菌篩檢能夠降低骨盆腔炎的一半風險，千萬不要等到有症狀時才就醫。若妳有超過一個以上的性伴侶，或過程中沒有使用保險套，或擔心自己染上性病，一定要趕快去進行篩檢，妳將來的健康和生活可能取決於這個小動作。

多囊性卵巢與高雄激素症

「醫師我滿臉痘痘，看遍皮膚科也沒有效果，是不是我體內荷爾蒙失調的關係？」

「我的體毛又長又黑害我都不敢穿裙子，我到底哪裡出了問題？」

「我的月經不規則，醫師開藥給我催經就會來潮，一停藥就不來了，我都快煩死了」

「我也沒多吃什麼，體重卻直線上升，月經也亂掉了，真不知道該怎麼辦？」

「醫師我結婚兩年卻無法受孕，和我同時結婚的同事都在請滿月酒了，我是不是不孕啊？」

在門診常被問到以上的問題，相信這也是許多其他女性的困擾。這些問題的源頭可能共同來自於高雄激素症，一種女性荷爾蒙失調的疾病。這種疾病雖然不見得會影響健康，但是卻會造成青春痘、多毛、肥胖、不孕等種種困擾女性至深的症狀，不妨尋求醫師的協助，以期改善病人的外觀，提升自信。

◎ 原因

1. **多囊性卵巢**：這是雄激素過高最常見的原因，卵泡無法正常成熟排出，卵巢會有許多小小顆的卵泡聚積，稱為多囊性卵巢。長期排卵不良，造成卵巢不正常分泌男性荷爾蒙，因此會出現月經不規則、受孕困難或其他男性化的表徵。

2. **腎上腺增生或功能亢進**：腎上腺會將男性荷爾蒙轉化成腎上腺皮質素，在轉化的過程中若有任何問題，都會造成不正常男性荷爾蒙過度分泌。

3. **腫瘤**：在極少的情況下，腎上腺或卵巢上長出會分泌雄性激素的腫瘤，使得男性化的現象突然出現，且急速惡化。

4. **藥物**：如女性運動員偷偷服用荷爾蒙，以增加耐力獲取好成績，也會出現男性化表徵。

◎ 症狀

1. **體毛過多**：白種人中高雄激素的病人，有 50～70% 的病人會出現多毛症，而在黃種人中所占的比率較少。腋下或陰部是對雄激素最敏感的部位，一般陰毛的分布女性多為倒三角形，若有雄激素過多的現象，陰毛則會從肚臍下至陰部間呈菱形區域分布，其他如上唇、下巴、大腿內側也是常見毛髮過度生長的部位。

2. **青春痘**：造成青春痘的成因，如飲食、壓力、皮脂腺分泌過多等都有可能，而雄激素過多只是其中之一的原因而已。

3. **月經不規則或不孕**：雄激素過多會造成排卵不規則或根本不排卵，進而影響月經的正常與受孕功能，但必須注意的是多囊性卵巢的患者並非絕對不孕，因此在臨床上常有多囊性卵巢患者意外懷孕，以為只是與平常一樣月經遲來，等到發現懷孕時胎兒都往往很大了。

4. **禿頭**：雄激素雖可使女性臉部及身體的毛髮增生，但卻會使頭髮變薄及脫落，最明顯的禿髮部位是在頭頂，其次則是在額角的部位。

▲ 雄激素過多也會影響懷孕。

5. **皮膚色素沉積**：高雄激素的肥胖女性容易在頸部、腋下、外陰及大腿根部等磨擦處產生皮膚粗黑的現象。

6. **男性化肥胖**：集中在腹部肥胖（大肚腩），而非女性常見的臀部或腿部肥胖。

◎ 檢查

1. **抽血**：血液中的黃體刺激激素（LH）與濾泡刺激激素（FSH）比值大

於 3，可懷疑有多囊性卵巢的可能，其他男性荷爾蒙相關的檢查，也可幫忙釐清是否有其他引起高雄激素的來源。

2. **超音波**：超音波下可見兩側卵巢腫大，邊緣有大於 10 顆 0.2～0.8 公分的小卵泡分布。

◎ 治療

1. **避孕藥**：若病人沒有懷孕的需要，又兼有男性化的外觀，如青春痘、多毛等困擾，可考慮以口服避孕藥調經兼改善外觀。但以此法治療之女性須注意應由醫師處方，由於避孕藥劑量的不同，其中荷爾蒙成分也不盡相同，因此適合一般避孕使用者，不一定適合用來壓制男性荷爾蒙。服用時需有耐心，通常調整月經週期只要按醫師指示服用 1～2 週就有效果，若是治療青春痘，則需至少 3 個月，而體毛過多則需 6～9 個月，服用期間應與醫師保持聯繫，以便因應症狀隨時調整藥量。

2. **排卵藥**：若是有懷孕需要者，則可考慮以排卵藥物調經兼增加懷孕機率，只是排卵藥物對調經有效，但對於改善男性化外觀的效果較差。

3. **黃體素**：若是不想懷孕也不想吃避孕藥的女性，可考慮每兩個月左右定期服用或注射黃體素催經，以免造成因久未來經排洩，使得子宮內膜產生增生的病變。

4. **CPA（Cyproterone acetate）**：CPA 是一種含有抗雄激素作用的黃體素製劑，國內常用之避孕藥黛麗安（Diane）即為含有 CPA 成分之避孕藥，此藥對治療多毛症與青春痘效果顯著，在歐洲使用極為普遍，另外也有 Yasmin 可以選擇。

5. **Spironolactone**：spironolactone 是一種具有對抗男性荷爾蒙效果的利尿劑，單獨使用效果較差，而且可能引發陰道點狀出血、頭痛、倦怠之副作用，一般配合避孕藥等藥物協同作用效果更好，也同時可避免不正常出血之情況。使用期間會造成鉀離子滯留的副作用，所以要注意少吃香蕉等含鉀食物，並定期抽血檢驗血中鉀離子濃度，以避免體內離子失

衡之狀況。

6. **類固醇**：用於治療腎上腺功能亢進的病人，如 DHEA-S 升高之病人，副作用為失眠、倦怠、水腫等。

7. **降血糖藥物**：高雄激素的病人其身體組織對胰島素產生抵抗性，迫使身體必須分泌更多的胰島素才能維持血糖的正常，而降血糖藥物 Metformin（glucophage）可以改善這樣的情況。根據統計使用這種藥物 3 個月後，80% 的病人會有體重減輕、身體毛髮生長速度減緩、排卵與月經正常，副作用則為容易產生頭暈等低血糖徵兆。

8. **減重**：由於脂肪組織會將女性荷爾蒙轉化成雄性激素，因此過重的女性常會出現男性化合併月經不規則的現象，除了以荷爾蒙調經外，減重是最直接與一勞永逸的方法。

9. **手術**：可以腹腔鏡合併雷射或電燒，將多囊卵巢上的卵泡燒掉，以促進真正成熟之卵泡排出，但療效不長是缺點。

註：此篇文章為鄭愉文醫師的著作，並取得他的授權，得以收錄於本書中。

高泌乳素症

泌乳素是由腦下垂體前葉分泌的荷爾蒙，與「分泌乳汁」有關。人類腦下垂體位於頭顱內，幾乎正中心的地方。腦下垂體除了分泌泌乳素，也是多種重要荷爾蒙的發源地，如生長激素、性腺激素等。以我們人類而言，泌乳素和生殖功能有著密切的功能。女性月經週期、卵巢卵泡的發育、排卵、受孕、懷孕，到生產後的乳房分泌乳汁，泌乳素在這過程中的每一環節都扮演著重要的角色。泌乳素必須是正常的或所謂的「平衡」，如此身為女性的妳才會有正常月經、排卵、受孕等。上帝安排媽媽在哺乳時月經一般不會來，目的就是有避孕的效果以便專心哺育。

◎ 症狀

泌乳素白天其濃度維持5～27ng／ml的範圍內，而且整天之中早晚有差異，入睡後其濃度驟升，而醒來後會迅速下降，這是女性正常的生理現象。對於女性而言，可能會有月經不正常（包括經血不規則、少來、經血量少，甚至沒有月經）、不易受孕乃至不孕、乳房有乳漏現象、青春期延遲、慢性頭痛、視力障礙、尿崩症。值得一提的是，這些症狀可能單一發生，程度從很輕微到很嚴重都有可能，某些病人甚至無症狀。

◎ 檢查

泌乳素之分泌有日夜節律性的變化，在夜間入睡後泌乳素會迅速上升，於凌晨3～5點間達一高峰，同時若前一晚有性行為、乳房的刺激、精神壓力、運動、服用精神安定劑、進食都會增加泌乳素的分泌。進行泌乳素測定的最佳時機是，醫護人員囑咐病人前

▲ 高泌乳素異常會引起月經不正常、慢性頭痛、青春期延期等症狀。

一晚吃飽睡足、禁慾，隔天早晨不要激烈運動或吃早餐，並保持愉快的心情，直接至醫院檢測，以9～10點抽血最為恰當。

由於泌乳素分泌變異性很大，需結合病人臨床症狀，同時測血中泌乳素濃度，而且得避開人為因素影響，最好分開兩次測血中濃度。濃度數值高於正常範圍，才算是異常或確診為高泌乳素症。

◎ 原因

有很多情況均會導致高泌乳素症。高泌乳素血症常見的症狀為月經次數減少、無月經或乳溢（非哺乳期有乳汁分泌），進而有不孕症的現象，但是生育年齡婦女並不常見。平時一些生理反應或作息的紊亂，如工作壓力及時差的影響，容易出現高泌乳素血症。精神科用藥、抗高血壓藥、麻醉藥或止吐的腸胃藥等，也都有可能會引發高泌乳素血症；而甲狀腺功能低下、中樞神經病患、腎功能不良，甚至腫瘤患者，也都是好發的高危險群。很不幸地，大部分的高泌乳素症的原因是由於腦下垂體增生或長腺瘤所引發。

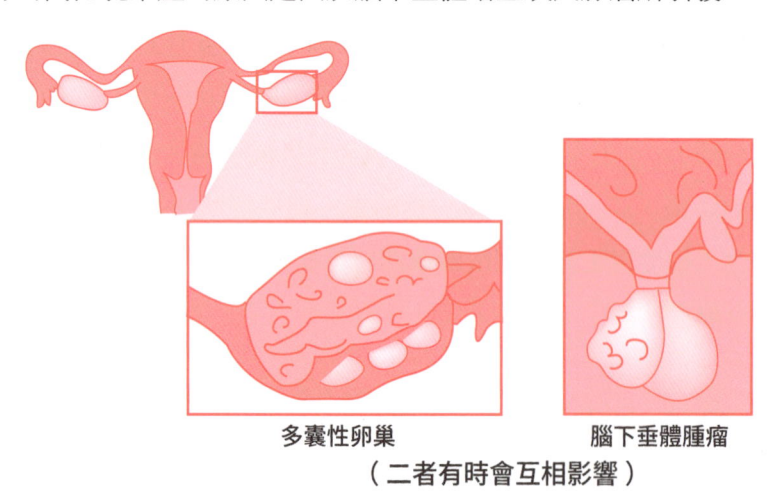

多囊性卵巢　　　　腦下垂體腫瘤
（二者有時會互相影響）

若腦下垂體病態性的增生或形成腺瘤，則泌乳素可能會異常分泌，大量分泌而構成高泌乳素症。一般而言，腦下垂體泌乳素腺瘤形成後，此時測量血中泌乳素值可能會高於100ng／ml，當發現病人血中濃度大過100ng／ml，會建議病人進行腦部檢查，頭部X光片檢查，尤其是腦部電腦

斷層攝影檢查，或進一步的核磁共振檢查，以期發現是否有腫瘤存在。但血中濃度大於100ng／ml不一定可以發現腦部腫瘤，而真正腦下垂體有腫瘤的病人，其血中泌乳素值不全然高過100ng／ml。泌乳素腫瘤分為：增生或微小腺瘤（直徑小於1公分）、巨大腺瘤（直徑大於1公分）。

◎ 治療

有腦下垂體微小腺瘤或增生的患者，如果本身仍有月經且不想生育的話，可以採觀察療法。但要密切注意腺瘤的變化，是否有長大的現象。還好，這種微小的腺瘤很少會繼續長大或增生。

一般而言，藥物治療相當有效，最常用的藥物為伯汀（bromocriptine），其作用除了抑制泌乳激素的分泌，也可使腺瘤萎縮。伯汀僅能抑制泌乳素分泌，無法除去腫瘤細胞，因此療程較長，且常見噁心、嘔吐、頭暈、鼻塞、頭痛等副作用，可能導致患者停止服藥。因此建議使用劑量可以由小漸大，例如先從一天一次半顆的劑量，慢慢加到一天兩次，每次一顆的標準治療劑量。另外，目前也有新的藥物Doxitnex，副作用更小。

通常服藥的過程中，患者可因排卵恢復規則而順利懷孕，若是患者因為月經量太少，久久才來一次，便需要另外再加一些雌激素，以補充功能不足的卵巢分泌。若是乳溢患者並未影響生活品質，只是月經經期稍亂，也無生育需求，可以半年至一年進行一次抽血檢查，並且2～3年做一次電腦斷層或核磁共振檢查即可，不一定要服用藥物治療。

對巨大腺瘤的患者，可先嘗試藥物治療，若無效則需要考慮外科手術切除腫瘤。藥物治療可能使巨大腺瘤縮小，讓泌乳素降到正常及月經來潮，但此時若執意停藥，則60％的病人，腺瘤會再長大，這類的病人總結來講必須長期服藥，同時監測腫瘤是否增大，對於那些藥物治療無效，泌乳素仍高或病人已因腦下垂體腫瘤可能壓迫到視神經而導致視覺異常，只好接受手術治療了。

不是回春而是警訊

　　52歲的阿春已停經2年多，最近又來潮，逢人便喜孜孜地說自己又抗老回春，鄰居的女兒在醫院工作覺得不太對勁，要她就醫檢查，結果卻是子宮內膜癌。幸好是非常早期，而後接受腹腔鏡檢查完整的癌症分期及切除手術，不到一個星期便出院，幸運地保住一條命。更年期後出血確實不正常，也不可能是返老還童。

　　接近更年期，許多女性的月經出血形態會發生變化，最初週期會變短，接著開始延長或是變得混亂多變，甚至發生多種形態的週期跳來跳去、混合出現，最後將導致月經完全停止。

更年期前後的異常出血

　　有不少人會出現月經量非常大、延長或間歇和不規則的經驗，這並不是更年期特有的異常出血，應檢查出血原因。最重要的是，停經後的任何不規則出血絕對是不正常的，並不是月經重新開始。停經後的出血通常是指子宮本身或子宮頸出血，也可能從陰道、外陰、卵巢、輸卵管、尿道、膀胱等處所引發而來；痔瘡或胃腸道病變所引起的肛門出血，有時也會被誤認是停經後的陰道出血，因此常被國人誤認為青春再回的徵象。這些異常出血有可能是由惡性腫瘤所引起，大意不得，應該馬上去看婦產科，查個水落石出。

◎ 原因

1. 荷爾蒙補充療法：子宮內膜對荷爾蒙補充療法的反應，就像卵巢所分泌的荷爾蒙刺激是一樣的，取決於內膜的特定敏感性，以及荷爾蒙補充的劑量大小。在有正常子宮的女人，連續雌激素併用黃體激素大多能緩和出血，若無法的話，也可採用週期接續的方式服用雌激素和黃體激素，如此一來每個月會有規則的撤退性出血，就好像是以往正常月經一般。

2. **子宮內膜嚴重萎縮**：女人若是經歷更年期後的出血，而且也沒有補充荷爾蒙，出血的原因就很多了，一些是由於完全缺少雌激素導致子宮內膜嚴重萎縮，造成小型的血管自發性破壞，即類似沒有任何外傷的自發性鼻出血。
3. **子宮內膜增生**：子宮內膜的過度增殖會形成所謂的「子宮內膜增生」，它有變成癌症的潛在機會。
4. **其他**：一些良性的子宮的病灶生長，如息肉或子宮肌瘤也可能是造成不規則出血的原因，而異常出血也可能是子宮頸異常或陰道等問題，至於因為異常輸卵管或卵巢則是更為少見的原因。

◎ **治療**

決定更年期後出血潛在的原因需要婦科醫生徹底的評估和檢查，使用子宮內膜搔刮做子宮切片檢查、使用超音波或子宮鏡檢查子宮內部的情況，若有需要時也可順便做切片檢查，治療則是要根據造成出血的原因來選擇，在這裡要提醒婦女切勿輕忽接近更年期不規則的出血，以及停經後出血，更不要因為就醫麻煩或心存僥倖，還假裝它是個正常的現象。

更年期來報到

一般人可能擔心月經週期不規則、或者是經血量減少，就是邁向更年期的前兆。女性的卵巢就像電池有使用壽命，大約在40歲以後開始衰退，45歲後更明顯。當卵巢的功能開始明顯衰退，子宮或子宮內膜的功能也會開始衰退。當卵巢衰退而導致經血量減少，是常見的自然現象，但還是要留意是否有其他原因造成。

月經的產生由荷爾蒙控制，卵巢調節子宮的月經製造。然而，腦下垂體、下視丘、甲狀腺等也會影響卵巢功能的運轉，就像是工廠的上中下游，所以，月經經血量異常時，上中下游都可能影響產量，需要一一去檢視。

邁向更年期的前兆

大部分人可能在45～50歲左右，開始進入更年期。更年期指的是從卵巢開始衰退一直到完全沒有功能的這段期間，不是停經才開始算，月經狀態正常也可能會開始出現更年期症狀。也可以透過抽血檢驗卵巢功能指標。更年期後女性荷爾蒙、雌激素都會減少，其實對女生來講，全身上下都有影響，不論是生理層面或是心理層面。

40歲以後，卵巢的功能就開始明顯衰退，製造的能力也衰退，子宮或者子宮內膜的功能也開始衰退。當卵巢衰退而導致經血量減少，這是常見的自然現象，但還是要留意是否有其他原因造成。

除了卵巢功能退化之外，還有其他荷爾蒙會牽涉到卵巢功能的運轉，例如甲狀腺亢進，經血量也會少；腦下垂體、下視丘、泌乳激素太高也都會影響。例如女性生育完哺乳期間不會有月經，因為泌乳激素會讓乳房產生乳汁，同時暫時抑制卵巢運作功能，讓女性專心餵奶育兒，就不會同時有懷孕的機會。但親餵的乳量不足，有時候月經還是會來報到，因人而異。

如果月經量少，檢查荷爾蒙也沒有特別的問題，就要檢視外在因素，例如生活、工作、壓力、作息正不正常，年輕女生常因為考試壓力、工作變動而影響經期與經血量；或者是因為子宮受損，例如人工流產的子宮內膜刮除術可能產生發炎或傷口；或是子宮肌瘤的切除手術造成子宮內膜沾黏或是纖維化，都會造成經血量少。如果這些外在因素都排除掉，四十歲以後經血量少，80％的原因就是因卵巢的功能退化所致。

年紀大還有機會懷孕嗎？

子宮內膜每個月會脫落一次，形成月經，內膜是因為荷爾蒙的滋養足夠才能長得豐厚；隨著年紀增長，內膜的功能會退化，會變得比較薄，精子著床或者養分的供應就會較弱，受孕機會也會受到影響。等到荷爾蒙與子宮內膜的功能越來越衰弱之後，就不會再有生理期。

凍卵女性需要把握生育的黃金期，越年輕子宮內膜越豐厚營養，著床的機率就比較高。凍卵建議在35歲以下，才能獲得高品質的卵子，將來懷孕比較有機會，但是若沒有生育計畫的女性，就不需考慮。

更年期會有的症狀

女性大約45歲左右開始邁向更年期，但若沒有伴隨生活方面的不適，其實也不用擔心；更年期的不適主要是合併一些身心症狀，生理上比較常見的有潮紅、燥熱、失眠、心悸、情緒波動不穩或焦慮或是筋骨痠痛等症狀，或是有時候陰道的黏膜變薄、分泌液減少，導致陰道乾澀甚至性交困難。

此外，膀胱也容易鬆弛，甚至有人比較嚴重會尿失禁，但都屬於常見的生理症狀。而無聲無息發生在身上的就是骨質流失。如果合併這些症狀，加上月經開始異常，就是更年期症狀。

邁入更年期的女性，出現的症狀種類和程度不一，根據統計，只有1/4女性認為，更年期症狀會影響到生活、工作、睡眠，**大部分會經歷3～**

5年左右，但超過3年的比例其實相當低。隨著年紀增長，更年期症狀就會慢慢消失，7、80歲的奶奶也很少有聽到潮紅、燥熱、失眠等困擾，所以有症狀也不用太過擔心。若沒有遇到生活不適的情況，其實不需要特別做荷爾蒙的補充。

這些症狀因人而異，有時身體的控制能力沒辦法馬上調節，但是症狀出現一久，身體可能會慢慢習慣，就好比剛進冷氣房覺得冷，一陣子就習慣了一樣的道理，過渡期大約就是3～5年。所以在面對患者時，我會和她討論身體上的情況，再判斷是否需要補充荷爾蒙。

我的症狀需要補充荷爾蒙嗎？

當身體的症狀影響到生活、工作、睡眠、甚至社交時，才需要積極的補充荷爾蒙。補充荷爾蒙號稱會回春、抗老化，其實是非常誇張的說法。根據長期追蹤的研究，長期服用荷爾蒙長達5年以上，會增加罹患乳癌的風險，目前基本上的做法就是補充荷爾蒙以5年內為限。

所以，肝功能不好、有心血管疾病、有血栓，或是本身就有乳癌或子宮內膜癌的高風險患者，必須避免使用荷爾蒙；跟荷爾蒙相關的症狀像是子宮肌瘤、子宮內膜異位症的患者，使用荷爾蒙的劑量與程度就必須要跟醫生討論。補充荷爾蒙雖然可以減緩更年期的症狀，但是其他相關的腫瘤等疾病又會受到刺激，必須要謹慎追蹤。

荷爾蒙之一的雌激素有時候會引發子宮內膜增生，嚴重會導致內膜癌，有時候會使用黃體素抑制內膜增生，維持在安全範圍，但長期使用黃體素反而會增加血栓風險，因此不建議有心血管疾病或血栓病史的患者使用。

● 補充荷爾蒙有哪些選擇？

現在荷爾蒙藥物主要是補充雌激素，過去雌激素是由動物萃取，之前有提到若長期服用達5年以上有罹癌風險，因此現在有一些觀念是改成服用植

物萃取的荷爾蒙，但普遍來說改善更年期症狀的效果有限。最為常見的就是大豆異黃酮，屬於保健食品。目前我們會建議更年期症狀嚴重的患者先嘗試大豆異黃酮，有些食物雖然有含大豆異黃酮，例如豆漿、豆腐、山藥，但還是保健食品的含量較高。如果沒有改善，再轉到正統的藥物荷爾蒙治療。

另外，常見的還有月見草油，也是屬於植物性的荷爾蒙，也會轉成荷爾蒙的前驅物。要提醒的是，這些保健食品都不是幫助卵巢回復狀態，僅是補充的作用，有助改善更年期的身心不適症狀而已。

藥物荷爾蒙治療，會給患者一盒藥錠，包含雌激素和黃體素，如上所用以平衡對身體子宮內膜的影響；如果患者已經移除子宮，只要補充雌激素。服用荷爾蒙之後體內血液濃度就會上升，通常一週內就會明顯改善症狀，就可以和醫生討論減量，若已經無症狀則建議停止服用。

更年期身體機能衰弱的徵狀

1. 生殖系統

影響著女性生殖系統跟泌尿系統的就是荷爾蒙。如果荷爾蒙減少，黏膜上皮也會萎縮，例如陰道也會乾澀萎縮，發生性行為時可能會因疼痛而有困難，我們會建議用一些潤滑液，或使用一些陰道荷爾蒙藥膏，讓妳的陰道變得黏膜比較豐潤；提醒，性行為若長期會出血，可能就需要提高警覺，因出血原因有很多，建議在性行為出血後到醫院檢查，需要檢查子宮頸是否有發炎或息肉，子宮內膜及子宮卵巢是否有其他狀況，不能掉以輕心。

若沒有性需求，但是有些患者外陰部也會有搔癢感，不一定是發炎，可能是陰道萎縮造成，就像皮膚因天氣變化或乾燥的時候也會發癢的症狀，可以選擇陰部專用荷爾蒙藥膏。

陰部專用荷爾蒙藥膏和一般市售乳液不同，一般乳液使用在外陰部反而會有刺激效果，外陰部陰道口，其實都是有一些黏膜，這些黏膜簡單講就像腸胃道的內壁黏膜，它有很多的腺體，因為乳液大部分都是化學製劑，敏感

的黏膜組織不太合適塗抹化學製品，會產生負面的刺激效果，外陰部盡可能保持清潔乾爽。

2. 泌尿系統

尿道的狀況也是一樣，有時候會頻尿或是膀胱鬆弛，同樣是荷爾蒙減少所造成。陰道的前壁黏膜前方就是膀胱，如果前壁黏膜鬆弛，膀胱會鬆弛，咳嗽就容易漏尿，頻尿是因為膀胱容量越來越小，這些都是女性更年期時會有的情況。關於女性泌尿系統的問題，例如更年期常見的咳嗽漏尿，可以尋求婦產科協助，因為這也是婦產科專科治療的範疇。

3. 骨質疏鬆

更年期以後，會建議最好定期去做骨質密度的檢查，因為這是最無聲無息的更年期症狀，大部分也不會有症狀，但是嚴重的話可能會因摔倒而導致骨裂，不可不慎。定期檢視自己骨質流失的速度，即便沒有潮紅、燥熱等症狀影響，但如果骨質流失太快也會建議補充荷爾蒙，除了基本的鈣片、維他命D3的補充，荷爾蒙補充也可以減少骨質流失。

4. 心血管

下視丘是控制體溫的地方，一般的發汗就是散熱效果，若因荷爾蒙減少而導致溫度控制的機轉功能失調，就會有熱潮紅、盜汗；心血管的功能失調也會心悸。

● **重點筆記：多運動有助於改善更年期症狀**

邁入更年期，規律的運動其實可以讓自律神經比較穩定，所以養成運動之後，事實上情緒或是睡眠各方面都會改善。更年期之後，只有走路當作運動是不夠的，還要加上一些阻力訓練，輕度重量訓練，這樣可以維持肌肉不會快速流失。

另外，年紀漸長代謝會變慢，所以刺激性飲料，如酒精、咖啡要減少攝取。有些人主張要清淡一點，要吃高纖、低脂、熱量低，但這一點基本上我

比較不贊同，因為現在很多人都吃得太清淡，結果肌肉、肌力變少，會衍生另外一個問題「肌少症」，這可能是另外一個大的問題。

因此，要多做**輕度**運動，增加**攝**取蛋白質，甚至多做重量訓練，這樣可以維持肌肉量，預防骨質疏鬆造成的腰痠背痛與骨折等意外損傷。

Chapter 04

婦科腫瘤知多少？

血瘤？水瘤？
談令人一頭霧水的婦科腫瘤

　　腫瘤，聽起來是多麼令人害怕的名詞。許多病人聽到自己有腫瘤，就如同被宣判死刑一般，但是腫瘤的範圍很廣，從良性腫瘤到惡性癌症，從小如綠豆到大如西瓜，什麼樣都有，並不是所有的腫瘤都需要開刀，也不是所有的腫瘤都對人體會造成傷害。在門診常碰到病人哭喪著臉告訴我，自己有腫瘤，問我需不需要開刀？或是追溯病史，病人以前曾因長瘤開刀，但是到底長哪一種腫瘤？病人就說不清楚了，因此必須安排額外的檢查，以確定腫瘤的性質。

腫瘤的種類

　　有時醫師為了容易解釋病情，常將婦科腫瘤的性質簡單化，內含液體者稱為水瘤，含有血塊者稱為血瘤，固體狀者稱為肉瘤。但病人不知道的是，單單卵巢腫瘤的病理分類就有數十種，每一種的復發機率、後續治療等都有許多的不同，更遑論其他子宮方面的病變了，以下就幾種常見的婦科腫瘤簡稱，及其真正的腫瘤種類做介紹。

● 水瘤

　　卵巢最常見的腫瘤型態，在病理分類上它可能涵蓋了以下幾種情形。

1. 生理性囊腫

　　占所有卵巢腫瘤的80％，如濾泡性囊腫、黃體性囊腫等。這些囊腫的形成原因大多起因於排卵不良，造成液體堆積在卵巢上所形成。這種囊腫偶爾會造成輕微腹痛，對身體大多都沒有傷害性，也不需要手術治療。一般在3個月經週期內，會自行消失。

2. 良性的病理性囊腫

占所有卵巢腫瘤的6%，如漿液性囊腫、黏液性囊腫及畸胎瘤等。這些囊腫形成的原因，大多是卵巢產生病變，而這些腫瘤並不會擴散侵犯到其他器官，但也不會自行消失，雖然情況不是很緊急，但仍有手術摘除的必要，以免腫瘤漸漸長大，對附近器官造成壓迫，或是腫瘤突然破裂或扭轉，造成危險。

3. 惡性的病理性囊腫

只占所有卵巢腫瘤的2%，也就是所謂的卵巢癌，如漿液性上皮癌、黏液性上皮癌、生殖細胞癌及轉移性癌等。這種腫瘤會隨著腹水、血液、淋巴，侵犯轉移至其他的器官，因此有立刻進行手術治療的必要。手術後還需要看癌瘤的侵犯情形，加做化學或放射治療，以根除癌細胞。

● 血瘤

最常見的是指子宮內膜異位瘤，但也有其他較少見的病況。

1. 子宮內膜異位瘤

女性子宮內部有一層襯裡細胞組織，稱為內膜，會隨著卵巢週而復始的荷爾蒙變化而增厚，到一定時間後內膜則會崩塌出血，這就是所謂的月經。當內膜細胞隨經血逆流至腹腔，並在腹膜或其他器官上存活增生，當月經期間，子宮外部內膜出血的血液，無法像子宮內的經血般排出體外，就會積存在體內，形成血瘤，學名子宮內膜異位瘤。其中所含血液積存日久，呈咖啡色黏稠狀，故又稱為巧克力囊腫。這種腫瘤雖屬良性，但會造成女性經痛、經血過多、不孕等症狀，所以嚴重者有手術與藥物治療的必要。

2. 出血性黃體囊腫

卵巢排卵後，在卵巢表面會出現一個傷口，在平常的情況下，這個傷口會自行癒合，並形成黃體組織。但偶而這個傷口會持續出血，造成病人內出血、腹痛，甚至休克等，此時就有緊急手術縫合出血點的必要。但此種狀況

較為少見。

3. 子宮外孕

這種情況嚴格說起來，並不是一種腫瘤。它是因為胚胎著床在子宮腔以外的地方如（輸卵管），造成局部破壞，腹腔出血的情況。這時需進行緊急手術，切除子宮外孕出血的部分，否則病人會有性命危險。只是有時病人身分特殊（如未婚女性），手術後常要求醫師代為保密。醫師只好對其他親友解釋是因為「血瘤」破裂所造成的內出血，所以需要緊急手術，如此矇混過關，以免造成病人的困擾。

● 肉瘤

大多指由平滑肌增生所形成的肌瘤。肌瘤是最常見的子宮腫瘤，平均約每4名女性中就有一個人有。肌瘤發生原因至今不明，目前只能說是個人體質所引起。若是醫師告訴妳長了肌瘤，先別發慌，肌瘤絕大多數都是良性的，也不是所有的肌瘤都須手術。肌瘤須手術切除的狀況包括：大於6公分，有嚴重經痛、經血過多、頻尿或腰痠背痛等壓迫現象，引起不孕，或快速長大，有惡性變化可能（占所有肌瘤不到1％，可能性很小。）而妳若是子宮肌瘤的患者，卻沒有上述情形，只要每半年以超音波追蹤。若是肌瘤沒有變化，可等到更年期時，肌瘤會因缺乏荷爾蒙而自行萎縮。

有些病人常會碰到甲醫師告訴她有腫瘤須追蹤治療，而乙醫師看了卻說沒有腫瘤不必回診的情形。這並不是甲、乙兩位醫師中有一位誤診，而是某些生理性囊腫本來就會隨著生理週期時大時小，時有時無。超音波及一些血液檢查，也只能大約了解腫瘤的性質，只有手術後的病理切片才能做最後的診斷。

因此，一般醫師對婦科腫瘤的處理原則是：若是小於6公分，沒有症狀，沒有惡性變化的傾向者，可以用超音波追蹤觀察3個月，再決定是否真有手術的需要。若是大於6公分，有嚴重的不適症狀或有惡性可能者，則須手術

治療。而停經後的婦女，由於卵巢已呈休止狀態，若此時發現有腫瘤出現，則不論大小或有無症狀都應手術，以排除惡性變化的可能。

　　接受過手術的婦女朋友，請不要忘記在手術後，向妳的醫師要一份腫瘤病理報告的副本，這樣在別的地方就醫時，別的醫師也能掌握妳的病況，為妳做後續的治療。

子宮肌瘤

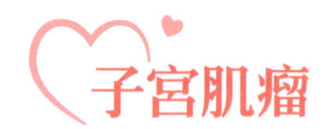

研究指出大約20％～25％的女人有因為子宮肌瘤造成的症狀，它是子宮橫紋肌肉細胞過度增生所致，超過99.5％以上是良性，惡性的機會非常低。

常見症狀與診斷

最常見的異常出血是月經過多（經期過長或是月經量過多）和骨盆的壓迫。正常的月經期一般是4～5天，而有肌瘤的女人經常有會超過7天，有時會有大量流血，以至於需要不斷更換衛生棉，嚴重者也許每小時就需要換一片衛生棉，因而影響日常生活、工作，甚至產生社交障礙。

若出血是發生在兩次月經週期之間，通常比較不是因為肌瘤的關係，仍需經醫生仔細診斷。異常出血和肌瘤的位置有相當大的關係，通常長在子宮黏膜下的位置最容易造成異常出血。

骨盆的壓迫主要是子宮大小增加或是有特別位置的肌瘤所造成的。有肌瘤的子宮一般大小都會增加，事實上，醫生會用懷孕時子宮的週數來描述有肌瘤子宮的大小，例如：像懷孕12週般大小的肌瘤子宮。一般來說，很少擴增到懷孕4或5個月的大小。另外，若是有骨盆腔隱隱的壓迫感，多半是因為子宮的形狀不規則，有許多大小凸起的塊狀。這主要像是壓迫到膀胱或是大腸，可能造成頻尿、腸道蠕動受到影響、甚至便祕。也有少數報告發現有壓迫到輸尿管引起腎功能的障礙。

肌瘤也與重覆流產、不孕、早產、胎位不正、難產有關係。雖然有少數研究認為肌瘤和不孕是有關的，但是流行病學的調查是相關困難，經常在有肌瘤的子宮，它的結構會出現變形，有肌瘤變大或是有症狀的女人可以用子宮輸卵管攝影或是用子宮鏡來檢查，尤其在準備要懷孕前可藉以評估子宮。

如果發現是在子宮腔中的黏膜下肌瘤，它極有可能是造成不孕的原因，因此最好是以手術切除較為恰當。而在子宮肌肉層中的肌瘤至於是否會影響受孕，目前仍具爭議性，通常如果肌瘤不大，並不需要切除。

通常診斷肌瘤會先藉由骨盆腔內診的檢查。用一隻手摸病人的腹部時，會把另一隻手伸入陰道內檢查評估骨盆的結構。若是有肌瘤，子宮經常感覺增大或形狀不規則。

此外，可利用影像的檢查，如超音波、核磁共震、電腦斷層。目前超音波是確認肌瘤最常用的方法，然而核磁共震已被證明是能夠區分肌瘤和和其他子宮壁的病灶最好的方法。

病人若有月經過多或者多次流產，評估子宮腔的情況就相當重要，有時候傳統超音波會遺漏黏膜下的肌瘤，因此可藉助子宮輸卵管攝影和子宮鏡提供正確的診斷。另外，侵入性的腹腔鏡檢查也能夠幫助診斷。一般沒有什麼症狀時，可以定期追蹤觀察，若大小沒有變化可每半年追蹤一次，若有症狀或大小改變時就須3～4個月追蹤一次，並接受積極的治療。

目前的四大治療方法

1. 藥物：可以控制症狀或控制腫瘤生長

因肌瘤引起的出血或疼痛，一般皆可藉由藥物來控制，包括止痛劑、補充鐵劑。使用黃體素、避孕藥可調整經血過多及生理期不規律，也有使用「促性腺激素同型藥物（GnRHa）」壓制女性荷爾蒙的生成，造成假性停經，可使肌瘤萎縮40～60％不等，因出現更年期的症狀及骨質流失的副作用最多僅能使用6個月，惟停藥後極易復發，且價格昂貴，健保並不給付，故只建議使用在特定需要的病人。

2. 子宮血管阻斷

可縮小腫瘤，改善症狀（在國內為非主流治療）可使用腹腔鏡做子宮血管結紮，或是放射科醫師執行子宮血管栓塞術。

3. 手術切除腫瘤或子宮

- 傳統剖腹式手術
- 微創手術：經陰道直接切除，或子宮鏡、單孔或多孔腹腔鏡（包含達文西腹腔鏡手術）、陰道自然孔腹腔鏡。

4. 子宮腫瘤熱消融手術：

- 高強度聚焦超音波消融（俗稱海扶刀）：由體外投射超音波熱能。
- 射頻消融：高頻交流電流產生離子摩擦熱，以實現組織壞死。
- 微波消融：電磁能量迅速旋轉相鄰的極性水分子並產生熱量。

因應不同位置，切除肌瘤或消融肌瘤之選擇

國際婦產科組織（FIGO）根據肌瘤的詳細位置訂定一個分類系統，將子宮肌瘤分成十類；如此對於月經異常出血，或是不孕甚至反覆流產的臨床處理會更有幫助。

若僅處理肌瘤，因應不同位置有切除肌瘤或消融肌瘤之選擇，當然除了位置考量，還需考慮大小、患者症狀、患者生育計劃、患者的自身期待……治療方式的選擇需患者與醫師詳細討論的。

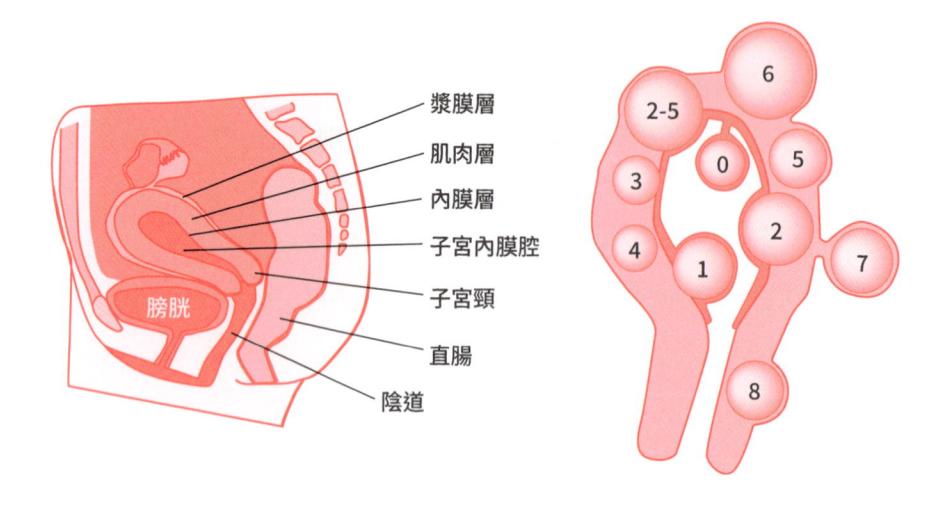

Type 0	有蒂黏膜下肌瘤	Type 1	無蒂黏膜下肌瘤 瘤體向肌肉層擴展 ≦ 50%
Type 2	無蒂黏膜下肌瘤 瘤體向肌肉層擴展 > 50%	Type 3	肌壁間肌瘤 瘤體接觸子宮內膜，但不接觸漿膜
Type 4	肌壁間肌瘤 瘤體既不接觸子宮內膜，也不接觸漿膜	Type 5	漿膜下肌瘤 ≧ 50%的瘤體位於肌肉層
Type 6	漿膜下肌瘤 ＜ 50%的瘤體位於肌肉層	Type 7	有蒂漿膜下肌瘤 僅根蒂與肌層相連
Type 8	其他特殊類型或部位的肌瘤（子宮頸、闊韌帶、圓韌帶肌瘤）	Type 2-5	混合型 ≦ 50%瘤體突入子宮內膜腔的黏膜下肌瘤 ≦ 50%瘤體向外突出的漿膜下肌瘤

五種肌瘤	類型	症型	適合的處理方式
黏膜下肌瘤	Type 0	有蒂黏膜下肌瘤 ▶ 全部在內膜腔內 會扭曲子宮腔	均適合以子宮鏡處理！ 肌瘤被正常組織包覆較少，消融效果較差。 所以建議＜4公分子宮鏡肌瘤切除； ≧ 4公分 GnRha 停經針縮小肌瘤，改善貧血，再子宮鏡肌瘤切除。
	Type 1	無蒂黏膜下肌瘤， 瘤體向肌肉層擴展 ≦ 50% ▶ 會扭曲子宮腔	

五種肌瘤	類型	症型	適合的處理方式
黏膜下肌瘤	Type 2	不排卵性（或很少排卵）無蒂黏膜下肌瘤，瘤體向肌肉層擴展＞50% ▶會扭曲子宮腔	以子宮鏡或腹腔鏡處理！ 屬深層小肌瘤，但不到1/2突入子宮內膜腔，子宮鏡切除較棘手。消融較有內膜熱傷害風險。 可以選擇以下兩種方式： 1. 可單次子宮鏡切乾淨 2. 當次僅能切除突出部分，之後剩餘部分可能被又突入腔內，可再做子宮鏡，但可能需多次。或當下轉成腹腔鏡。
肌肉層間肌瘤	Type 3	肌肉層間肌瘤，瘤體接觸子宮內膜但不接觸漿膜	適合以剖腹、腹腔鏡、消融處理！ 小於4公分的話，無症狀可以先觀察不處理。
	Type 4	肌壁間肌瘤，瘤體既不接觸子宮內膜也不接觸漿膜	
下肌瘤	Type 5	漿膜下肌瘤，≧50%的瘤體位於肌肉層	

五種肌瘤	類型	症型	適合的處理方式
下肌瘤	Type 6	漿膜下肌瘤，<50%的瘤體位於肌肉層	適合以剖腹、腹腔鏡處理！被正常組織包覆較少，消融效果較差。
	Type 7	有蒂漿膜下肌瘤，僅根蒂與肌層相連	
其它	Type 8	其他特殊類型或部位的肌瘤（子宮頸、闊韌帶、圓韌帶肌瘤）	因應不同特殊位置，以經陰道切除，或子宮鏡、腹腔鏡切除處理！肌瘤被正常組織包覆較少，消融效果較差。
混合型	Type 2-5	≦50%瘤體突入子宮內膜腔的黏膜下肌瘤 ≦50%瘤體向外突出的漿膜下肌瘤	適合以剖腹、腹腔鏡，消融處理！

Chapter 04　婦科腫瘤知多少？　119

子宮肌瘤、肌腺症的新選擇——熱消融手術

子宮肌肉層的良性腫瘤主要包括子宮肌瘤、子宮肌腺症，目前的治療選擇包括藥物治療、非手術治療和手術治療。藥物治療雖然有效，但通常效果短暫。手術治療，仍是子宮肌瘤、肌腺症的標準治療方法，如：子宮和子宮腫瘤的切除手術。

目前的四大治療方法

1. **藥物**：可以控制症狀或控制腫瘤生長。
2. **子宮動脈栓塞術**：縮小腫瘤（在國內為非主流治療、放射科醫師執行）
3. **手術切除腫瘤或子宮：**

- 傳統剖腹式手術
- 微創手術：經陰道直接切除，或子宮鏡、單孔或多孔腹腔鏡（包含達文西腹腔鏡手術）、陰道自然孔腹腔鏡。

4. **子宮腫瘤熱消融手術：**

- 高強度聚焦超音波消融術（俗稱海扶刀）：由體外投射超音波熱能。
- 射頻消融：高頻交流電流產生離子摩擦熱，以實現組織壞死。
- 微波消融：電磁能量迅速旋轉相鄰的極性水分子並產生熱量。

腫瘤消融在肝臟腫瘤的應用已很成熟，其改良微波針消融效果極佳，因此也開始應用在子宮腫瘤、效果較射頻為佳。我選擇使用微波針消融：可直接目視、定位精準、熱傷害低、可同時執行其他疾病治療。

我專精微創手術，手術過程可以眼見為真。而體外投射超音波熱能的海扶刀像是隔山打牛，因無法實際看腹腔真實狀況，所以我對消融區周圍的器官之熱傷害仍有些疑慮，譬如腸沾黏到腫瘤上就容易熱燙傷，因此我個人在

海扶刀治療上態度較保守，也沒有去執行此類治療。若有患者選擇海扶刀，我會請她們諮詢專做海扶刀的醫師。

近幾年，微波消融的改良與進步，可以使用內視鏡導引直接目視下將極細的消融針插入到腫瘤內，有很好的定位及能量控制，又可將附近的器官盡量隔開避免熱傷害，若有其他卵巢輸卵管問題或異位症、沾黏也可以同時處理，這在微創手術上面簡直是如虎添翼。

● 手術方式

透過腹腔鏡搭配超音波導引，直接可準確定位將微波消融針插入腫瘤直接加熱消融，可明確避開膀胱、腸道、網膜、大血管……若有腸沾黏在腫瘤上，就可以把這個沾黏先行分開。可沖入生理食鹽水控制腹腔溫度在36℃內，陰道置放溼紗布降溫。

- 可超音波掃描：監控消融程度，監控子宮腔預防內膜熱損傷並達有效消融，彩色多普勒檢測腫瘤內無血流訊號，
- 無血管顯影劑灌注：完成後拔出消融針，觀察陰道有無出血、生命徵象平穩、尿液顏色正常、麻醉催醒可拔除尿管、術後觀察6小時可進食流質食物、隔日即可出院。術後可快速恢復正常生活。

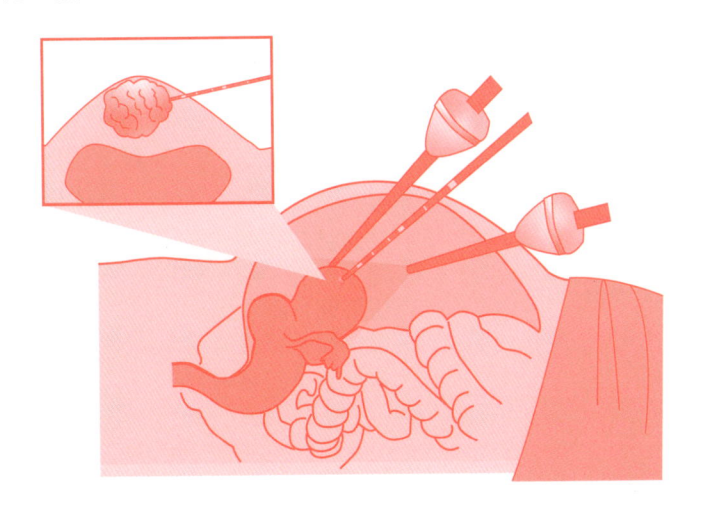

手術治療之比較

	肌瘤、腺瘤切除或子宮切除	腹腔鏡微波針消融 直接可目視微波針直接插入腫瘤（體內消融）	高強度聚焦超音波消融（海扶）由體外投射超音波熱能（體外消融）
手術時間	長	短	中（消融時間較久）
傷口	1. 傳統剖腹手術 2. 微創手術：經陰道直接切除、子宮鏡、單孔或多孔腹腔鏡（包含達文西）、陰道自然孔腹腔鏡	超微創 1. 單孔標準經腹部的腹腔鏡 2. 多孔：若合併處理其它疾病 ▶ 特殊位置也有經陰道自然孔道搭配超音波影像導引，腹部無傷口	無創（腹部無傷口）
化驗是良性或惡性	可確認腫瘤是良性還是惡性	微波針消融及海扶均沒有檢體無法確認，消融前會抽血及掃描排除惡性的可能，但並非百分之百	
應用範圍	適用於所有位置的子宮肌瘤或子宮肌腺	微波針消融適用於大部分位置的子宮肌瘤和子宮肌腺症 ▶ 一般建議小於10公分 ▶ 較大可先停經針GnRha縮小再消融	海扶則較受位置限制 ▶ 一般可以做到7～8公分以下的腫瘤、極限約15公分 ▶ 較大可先停經針GnRha縮小再消融或多次治療
麻醉方式	全身麻醉	全身麻醉	舒眠麻醉
熱傷害	無熱傷害	最低 ▶ 微波針消融無肚皮燙傷風險、精準定位打擊、腹腔鏡可隔開周圍組織減少熱傷害（如右列）	較低 ▶ 海扶刀有肚皮燙傷風險，消融區域周圍器官組織之熱傷害、包括卵巢輸卵管、肌肉層、內膜層、腸道、膀胱神經、神經燒傷……的風險。

	肌瘤、腺瘤切除或子宮切除	腹腔鏡微波針消融 直接可目視微波針直接插入腫瘤（體內消融）	高強度聚焦超音波消融（海扶） 由體外投射超音波熱能（體外消融）
手術風險併發症	依不同術式而不同 ▶ 出血、感染、周圍器官傷害、沾黏	微波針消融腹腔鏡風險低	海扶無腹腔鏡或開刀的風險
疾病症狀改善速度	快速	慢（3～12個月不等）	慢（3～12個月不等）
術後住院時間	3～5天	1～2天	1～2天
出院後休養時間	傳統2～3週 微創手術1～2週	3～5天	3～5天
可處理其它疾病	可	可 ▶ 無生育計畫者，另可加子宮動脈結紮，效果類似子宮動脈栓塞術，強化縮小，降低復發及新生肌瘤	無法
沾黏	腫瘤越多越大、子宮或腹部傷口越多越大機會越高 ▶ 與手術技術、患者體質亦有關	兩者沾黏機會均極低	
復發	切掉就沒有復發。其它正常肌肉未來仍有30～40%新生肌瘤	原消融縮小的腫瘤有10%復發長大，且其它正常肌肉未來仍有30～40%新生肌瘤。	
費用	可健保身分住院	僅單純執行微波消融，全自費身分住院手術15～20萬。 ▶ 若合併其他疾病治療，可健保身分住院 ▶ 微波治療項目額外計費8～10萬上下	海扶全自費身分住院手術30萬

	肌瘤、腺瘤切除或子宮切除	腹腔鏡微波針消融 直接可目視微波針直接插入腫瘤（體內消融）	高強度聚焦超音波消融（海扶） 由體外投射超音波熱能（體外消融）
腫瘤變化	切掉就不見	1. 約10%患者可能無明顯效果：提醒效果不佳者，之後做肌瘤切除時子宮修補的傷口較易發生癒合不良，因為這些肌肉層或多或少有些熱傷害。 2. 有明顯反應者：3個月體積縮小40～50%、1年體積縮小80～90% ▶ 說明：體積計算是3次方 若10公分變成5公分體積則縮小87.5% ▶ 吞噬細胞需時間將破壞的瘤吸收代謝，腫瘤體積才會逐漸縮小、身體免疫力好才更能吸收 ▶ 微波效果較海扶略佳	
		微波 1. 不受腫瘤血流影響 2. 直接插針腫瘤、能量直入 3. 腫瘤位置較不受限 4. 超音波與腹腔鏡導引，定位比海扶清楚，更能知道消融是否完整 ▶ 多發小或深層的病灶也不易處理，沒有正常肌肉層包覆、鈣化腫瘤效果也不佳	海扶消融效果不佳的因素 1. 腫瘤血流旺盛時會帶走消融溫度 2. 能量投射路徑上有阻礙：腹壁有疤、腹腔內有沾黏 3. 位置不佳、距離較遠：子宮後壁、下方或多發小或深層的病灶 4. 腫瘤鈣化 5. 沒有正常肌肉層包覆：消融過的腫瘤是要靠周圍正常肌肉吸收，黏膜下或子宮表面根蒂肌瘤，沒有正常肌肉層包覆消融吸收縮小效果差

● 腹腔鏡引導的微波技術

腹腔鏡引導的微波技術在子宮肌瘤或肌腺症合併卵巢附屬器病變的處理上提供了良好的機會，可以同時處理卵巢附屬器病變或骨盆沾黏等其他病況。在以下案例有著顯著改變，減少傷口大小、縮短恢復期、減少疾病復發及後續藥物的需求。

◎ 如果患者有嚴重的子宮內膜異位症

- 侵犯子宮的子宮肌腺症：破壞了子宮1/2的肌肉層
- 侵犯雙側卵巢：兩側都有超過5公分以上的巧克力囊腫
- 侵犯到腹膜腔：有嚴重子宮直腸間浸潤性意味症

若未來有生育計劃，用腹腔鏡手術切除卵巢囊腫保留正常卵巢組織、切除腹膜腔內膜異位症的病灶；肌腺症則採用強效荷爾蒙抑制，也降低其他異位症復發。像蘋果放冰箱冷凍，一直到準備懷孕。

子宮肌腺症目前的治療原則

- 建議在生育之前，積極藥物控制不要繼續壞下去，接著趕快懷孕。因為懷孕期間沒有月經，肌腺症的惡化就會停下來，但是因為子宮的條件不太好，所以比較懷不上，懷了也容易流產，若真的多次懷孕不成功，或是懷孕卻流產早產，也沒有其他特殊原因的話，那我們就會歸咎是子宮肌腺症所致，這時候就必須要修房子。

- 修房子的概念基本就是減積切除，需迷你剖腹方式。也就是盡量留住良好與輕微破壞的肌肉層，切除掉破壞嚴重的肌肉層，就像在挖蘋果一樣，由於正常與不正常組織的界線不清，最精準的切割還是依賴眼睛和手的觸摸，而且要小心保護子宮內膜腔。切掉的部分會缺少大一塊組織，因此需要多層且精細的縫合。目前，任何內視鏡手術都無法取代人手的觸感與縫合的細膩度，所以我做減積切除的時候仍建議使用迷你剖腹的方式。

- 有人宣稱，可以用內視鏡手術把肌腺症切得很乾淨，縫得很好，以我個人經驗判斷，那通常是處理不是很嚴重的肌腺症。若是你期待要盡量清掉所有的異位症病灶包含肌腺症的話，那麼我建議以「迷你剖腹」的方式減積切除破壞嚴重的肌肉層。
- 子宮肌線症減積切除、卵巢囊腫切除、切除腹膜腔的內膜異位症，使用微波消融肌腺症，就可使用腹腔鏡即可，免除剖腹方式。由於微波消融的應用以逐漸成熟，用內視鏡操作對我們來講也極其容易，所以引進了微波消融的治療、因此以上狀況就可以轉換腹腔鏡處理。
- 腹腔鏡切除巧克力囊腫保留卵巢、切除腹膜腔的內膜異位症、微波消融子宮肌腺症。所有子宮外的異位病灶都切除，子宮的異位病灶也用消融破壞。如此更能降低內膜異位復發的機會，也減少未來需藥物治療的可能性。

子宮肌腺症，還是子宮肌瘤？

子宮的內襯結構（子宮內膜）侵入並生長在子宮肌肉層中稱為「子宮肌腺症」或「內生型子宮內膜異位症」。它可與「外生型子宮內膜異位症」共存，所謂外生型子宮內膜異位症是子宮內膜蔓延侵襲子宮外的器官或部位。這些異位子宮內膜組織的特性與正常子宮內膜類似，同樣會在經期出血，血液和碎片會在子宮壁腺體中累積，導致子宮壁腫脹、體積變大甚至呈現球狀。子宮肌腺症可以是瀰漫型或是局部型的，後者也常被稱為「子宮肌腺瘤」。

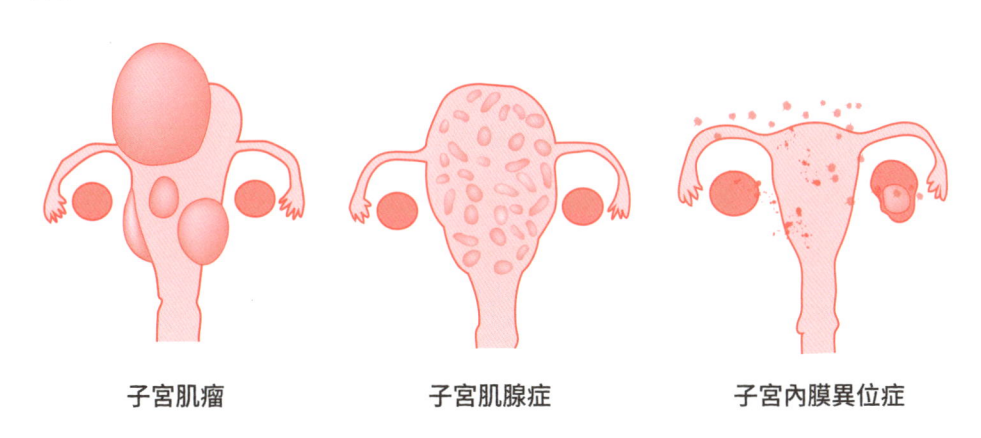

| 子宮肌瘤 | 子宮肌腺症 | 子宮內膜異位症 |

最容易和子宮肌腺症混淆的疾病為子宮肌瘤。每一個子宮肌瘤都起源於一個不正常的細胞，在雌激素的刺激下成倍增生。肌瘤僅會移動和壓縮正常的肌肉，因此在肌瘤切除術時可以切除整個腫瘤病灶組織，並不會傷害到周圍正常肌肉組織。相反地，子宮肌腺症或子宮肌腺瘤並非單獨的腫瘤，而是由於子宮內膜組織侵入子宮肌肉層而導致子宮壁膨脹，因此想只是切除肌腺瘤侵犯的組織而沒有切到肌肉組織是不可能的。

常見的臨床症狀

子宮肌腺症也許沒有症狀。但當症狀出現時，典型的發現為子宮變大、骨盆腔的疼痛和經血過多。經痛，可以是嚴重絞痛或是類似刀割、針刺般的疼痛。有的是子宮整個變成球狀地增大或是局部增大，月經量可能很多，甚至帶有血塊，嚴重者可能導致貧血，另外經期可能會拖得很長。

子宮肌腺症對受孕和懷孕的影響並不清楚。但一般而言受孕率較低。目前的文獻指出35歲以上的婦女最易罹患子宮肌腺症，約有17%的流行率。大多數的子宮肌腺症是在剖腹生產或子宮切除時意外的發現，在懷孕期間的併發症包括了子宮破裂或穿孔、植入性胎盤、子宮收縮不良所致之產後出血，甚至有子宮外孕發生著床於子宮壁肌腺瘤之中的報告。

如何診斷子宮肌腺症？

1. 子宮肌腺症經常地是臨床上沒有懷疑，反倒為是因其他原因切除子宮時意外發現的。偶爾由子宮輸卵管攝影（用顯影劑注入子宮）可以發現，X光可以顯示子宮壁有時會有顯影劑出現。然而顯影劑出現的範圍不一定就是疾病真正的範圍。
2. 核磁共震最近已被認為是有效的診斷工具，不僅能夠檢查出子宮肌腺症的存在和病灶的範圍程度並能與肌瘤做區別，但是價格昂貴，不符合經濟效益。
3. 一般有性經驗的檢查者利用高頻的陰道超音波也可以提供精確的診斷。
4. 除了臨床症狀及影像學檢查外，血清CA125也可以輔助判斷，在我們大規模研究統計子宮肌腺瘤和子宮肌瘤時，發現CA125大於50以子宮肌腺瘤居多。

子宮肌腺症是相當常見，也是任何一個發生子宮異常出血者都必須要考慮到的現象。常有的情況是未能夠診斷出來，或誤診為子宮功能不良性出血，也有婦女接受荷爾蒙或其他治療，最終卻因治療無效而導致子宮切除才

發現的個案。

子宮肌腺症的治療

● 藥物治療

通常稍微增大的子宮若是沒有症狀是不需要治療的，也有使用GnRH agonists暫時性緩解很嚴重的經痛。這些藥物主要是讓卵巢功能和月經完全停止，產生一個類似停經的狀態，並使不正常的組織萎縮，也就是讓卵巢冬眠3～6個月，同時可藉由這段期間使原本貧血的人恢復正常的血色素。

然而GnRH agonists的副作用有時令人難以忍受，如產生熱潮紅的症狀、骨質流失、膽固醇變化，尤其以好的膽固醇減少最明顯，而壞的膽固醇則反而增加，基於以上的原因使用GnRH agonists以6個月為限。另外也有使用Danazol，但副作用與不適更為嚴重。一般在治療停止後，相關的症狀很容易復發。

● 手術治療

手術減積療法合併子宮血流減液術、子宮神經燒灼術及輔助之GnRH agonisits卵巢冬眠療法。

對有症狀的子宮肌腺症目前較為有效的處理方法，大多數是考慮全子宮切除。近年來我們用手術切除子宮被子宮肌腺症侵犯的部分，即「減積療法」，在手術中耐心切除病灶並盡量保留正常子宮的組織。

若病灶越大，切除的部分也越多，子宮的完整性就越差，出血量也越多，修補子宮的難度也越高。若傷口較大者必要時會同時加做「子宮血流減液術」，減少術中的出血及引流管的留置，減少術後因出血所致的併發症。切除病灶後並重建修補子宮，使子宮恢復到接近正常的大小。另外，若是經痛很嚴重的病人，我們會合併做「子宮神經燒灼」以增加緩解疼痛的效果。

唯獨此類患者必須接受辛苦傳統開腹手術，因為肌腺症與正常肌層無明顯分界，需眼睛看，手指觸摸才能盡量切除破壞嚴重的區域，盡量留住正常與輕微破壞的肌肉層。

　　因此，在藥物治療效果不佳者，且希望保住生育能力才會如此進行手術。或者患者進入生育計畫，即使有不孕醫師協助，仍懷不上或懷上卻流產失敗收場，若無其他明顯原因，主要是因肌腺症的影響，則須做此減積手術，可稱之為「修房」手術。若已無生育考慮者，多半可用內視鏡執行子宮切除（拆房子），不但恢復快速，也不用擔心復發。

　　由於腺瘤與正常組織沒有明顯的界線，即使切除可見的病灶，仍然殘留有不正常的組織與細胞，此時便需要藉助前述「GnRH agonists卵巢冬眠療法」來消滅它們，以大幅降低復發的機會。如此一來便可明顯地緩解疼痛，並使月經恢復較正常的狀況。很多子宮肌腺症的病人常有不孕的問題，在除掉肌腺瘤（子宮內膜異位症）這個容易造成不孕的因素，經過雞尾酒療法後反而能增加懷孕的機會，但切除的部分越多，相對地子宮的完整性就越差，受孕能力也受影響，即使懷孕，流產、早產的機會也會增加。

　　因此盡早切除局部較小的病灶，才能盡量保留子宮的完整性，進而保全及回復懷孕的機會。若不歸究懷孕的問題，此改良的雞尾酒療法除了能夠避免子宮切除、減少諸多手術的併發症，也帶給病人極高的滿意度。

● 熱消融治療

　　破壞肌腺症區域，再經身體免疫力吸收，也可以改善經痛，經血症狀。操作方法與肌瘤熱消融方式一樣。

◎ 子宮肌腺症熱消融手術方式與肌瘤相同

- 高強度聚焦超音波消融（海扶）：由體外投射超音波熱能
- 射頻消融：高頻交流電流產生離子摩擦熱以實現組織壞死
- 微波消融：電磁能量迅速旋轉相鄰的極性水分子並產生熱量

腫瘤消融在肝臟腫瘤的應用已很成熟，其改良微波針消融效果極佳，因此也開始應用在子宮腫瘤，效果較射頻為佳。

　　高溫破壞肌腺症區域，子宮正常組織會慢慢吸收破壞的組織，肌腺症區域也因而縮小，從而改善經痛經血過多，也有助懷孕的機會。

我有子宮內膜異位症嗎？

子宮內膜異位症，顧名思義是子宮內膜生長在子宮腔以外的地方，其成因相當複雜，如因月經逆流、免疫系統異常、基因缺陷或因血液淋巴系統傳送，致使子宮內膜組織轉送至腹腔、卵巢、輸卵管、大腸、子宮直腸間的凹陷處，甚至附著在肺部、淋巴結等處而造成。常見者如長在卵巢內形成「巧克力囊腫」，或附著在子宮肌層稱為「子宮肌腺症」。

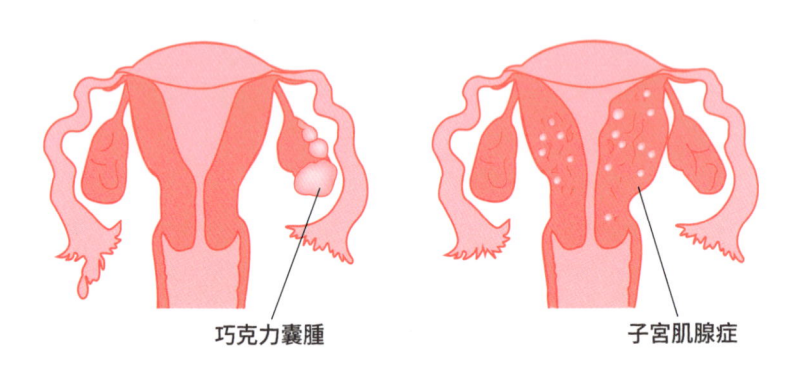

巧克力囊腫　　　　　　　　　　子宮肌腺症

它為婦科常見疾病，常造成月經疼痛、經血過多、貧血、不孕症的比例，甚至高達2/3，攸關婦女的健康幸福。當妳的月經週期有不尋常的情況發生，會感到疑惑和擔心是很自然的事情，妳也許會問「這是什麼？」而「為什麼是我？」當症狀和月經有關時，一般很難由自己判斷何者是正常的，何者又是異常的？以下區分出一些重要的症狀，以協助自己，並將這些資料告訴妳的醫師。

1. 月經來時總是不舒服，得經常忍耐下腹痛，我為何會有經痛呢？

子宮腔的內襯稱為子宮內膜，它會製造前列腺素，引起平滑肌收縮。月經週期開始時，子宮的收縮可以幫助月經血的排出，一旦前列腺素釋放過量時，子宮的收縮會變得過度且相當不舒服，並導致其他器官的平滑肌也可能受到影響，例如在胃部會導致噁心和嘔吐，醫師常建議使用抗前列腺素及非

類固醇抗發炎藥物（NSAID）來抑制疼痛。

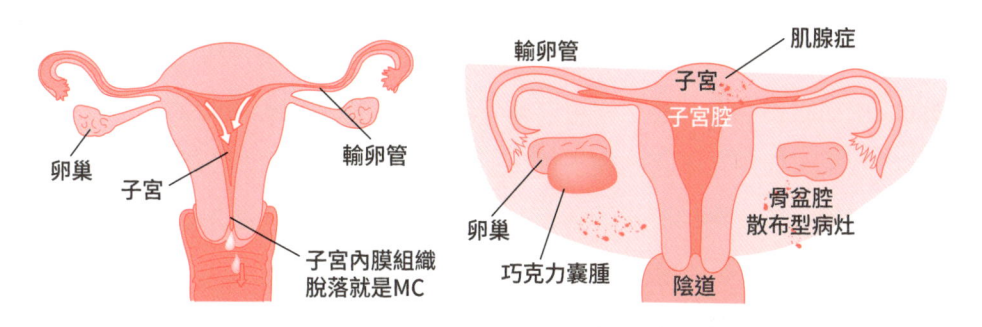

▲ 子宮內膜異位症常見位置。

自我評估診斷

1. 疼痛已經多久了？
2. 疼痛的程度是一樣地還是越來越嚴重？
3. 若將疼痛程度分成10等級，0代表不痛，10則代表最痛，那妳的分數是多少？
4. 妳曾做過哪些事情來幫忙止痛？
5. 若有子宮內膜異位症，疼痛常是越來越嚴重，若目前疼痛是8分，那6個月以前是幾分呢？一年前呢？如果是隨著時間越來越嚴重，極有可能是子宮內膜異位症。

2. 我已經使用過抗前列腺素／非類固醇抗發炎藥物（NSAID），但是它們都沒有效，我該怎麼辦？

妳是如何使用這些藥物呢？為了抑制前列腺素的釋放，藥物應該在疼痛發作之初就要使用，接著要按時服用而不是疼痛發作時才使用，如此才能維持平穩的血液濃度以達到最大的治療效果，例如：醫囑說每隔6小時要服藥，剛開始服藥後即使疼痛較為緩解，仍須按時服用。要謹記吃藥的目的是阻止前列腺素的釋放來預防疼痛的發生，一旦等到疼痛發作時才吃藥，已經

來不及了,因為前列腺素已經釋放出來了,屆時效果就大打折扣。

若是妳按時所服用的藥物沒有什麼效果,請一定要告訴妳的醫師哪一種藥物沒效,以便醫師開立其他藥物。一旦NSAID藥物沒有作用,醫師常會轉而使用口服避孕藥,避孕藥可以減少前列腺素釋放與經血的量,也能達到止痛的效果。使用在子宮內膜異位症上,疼痛可以改善,但時間久了效果就會慢慢變差。若使用口服避孕藥3～6月都沒什麼效果,那麼就必須重新檢查診斷了。

3. 有沒有我應該知道的其他子宮內膜異位症狀？

注意有哪些特別的症狀會出現在月經週期的同一時間裡,例如:每次都在月經來之前發作,要確定並記錄下來告訴妳的醫師,可能的症狀包括如下:

- 一再發生腸道症狀,例如:腸絞痛、直腸或薦骨的疼痛、腹瀉或便祕,大約有35％的子宮內膜異位症者會出現此一症狀。
- 若有性生活,常在性交中或性交後發生下腹深處疼痛。
- 患有子宮內膜異位症的婦女大約有40％會發生不孕症。
- 重複發生排尿疼痛感或是血尿,但是沒有泌尿系統的感染。
- 兩次月經期之間發生異常的出血。
- 反覆的骨盆腔疼痛。

4. 我的媽媽有子宮內膜異位症,那我有可能得到嗎？

若妳的媽媽或姐妹有子宮內膜異位症,妳得到的機會比一般人高出7倍,妳應該要向醫生說明家族病史。

子宮內膜異位症的治療

子宮內膜異位症會破壞女性的生殖系統,而且有轉移、復發和很難痊癒的特性。它可能是終身性的疾病,如影隨形的「疼痛」和「不孕」的陰影令許多患者無法釋懷,同時在我們的生活中有多重的影響,包括人際關係、工作,甚至影響我們對生命的觀點和看法。

子宮內膜異位症的處理目前包括荷爾蒙療法和手術治療，根據病人的期望和疾病嚴重的程度，我們可以觀察追蹤、使用止痛藥、補充鐵劑、使用荷爾蒙療法、手術治療或是兩者合併療法。

● 荷爾蒙療法

荷爾蒙療法是利用異位的子宮內膜組織上的雌激素和黃體素的感受器，對特定荷爾蒙藥物的反應來進行治療。由於子宮內膜的病灶對荷爾蒙有反應的感受器數目和反應程度不盡相同，所以荷爾蒙治療的效果也就因人而異。荷爾蒙療法事實上應該當作暫時性的壓制療法，在治療中止後，子宮內膜異位症很容易復發。以下是一些目前可用的荷爾蒙藥物。

1. **避孕藥**：口服避孕藥是含有雌激素和黃體素的藥丸，可調節荷爾蒙的濃度和壓制子宮內膜的成長。當病人使用避孕藥時，通常會造成排卵停止和子宮內膜萎縮。常見的副作用有體重增加、噁心、頭痛、情緒低落、沮喪、不規則陰道的流血、性慾降低。

2. **黃體素（Progestins）**：黃體素能使卵巢分泌的荷爾蒙（雌激素和黃體素）維持較低的水平，藉以壓制排卵和子宮內膜的生長。常用黃體素有 Provera、Cycrine、Megace、Micronor、Amen、Nor-Q.D 和 Depo-Provera。主要常見的副作用包括不規則陰道流血、沮喪、胸部壓痛、情緒不穩、體重增加、頭痛、體液留滯水腫等（以上兩種就好像把發黃些微受損的蘋果放在「冷藏庫」一樣）。

3. **療得高（Danazol）**：Danazol 含有一些男性荷爾蒙，會減少卵巢製造女性荷爾蒙。大多數女人排卵和月經會停止，子宮內膜也會萎縮。Danazol 的副作用主要是體重增加、乳房大小會萎縮、痤瘡、皮膚油膩、身體毛髮增加、聲音較低沉等。

4. **黛美痊（Dimetriose）**：它是直接作用在下視丘，抑制性腺素釋放，造成卵巢雌二醇及黃體素分泌降低。另外，它可直接與黃體素結合，使

子宮內膜萎縮。此藥使用較簡單，每週只要用兩次，一療程為 4～6 個月。可使子宮內膜異位症者，因雌二醇及黃體素降低，加上子宮內膜萎縮，也可減少月經疼痛及性交症疼痛，停藥後月經恢復快。副作用如體重增加、青春痘、乳房變小、多毛髮症及臉潮紅等。

5. **異位寧（Visanne）**：含有 Dienogest 2mg，是較高劑量黃體素，可以抑制子宮內膜的生長，也同時抑制異位的內膜組織，致病灶萎縮。其僅輕微雌激素，因此不會造成骨質大量流失。雖然它也是男性荷爾蒙衍生轉化的藥物，但不具男性荷爾蒙活性，所以也不會有男性化的現象。副作用大多不到 10%，可能發生輕微之痤瘡、情緒、水腫……惟較困擾的是異常出血。目前此藥幾乎已成內膜異位症首選藥物，簡言之效果優，副作用少。

6. **蜜蕊娜（Mirena）子宮內投藥系統（LNG-IUS）**：屬於荷爾蒙抑制藥物，把左旋諾孕酮（LNG）黃體素裝置在避孕器內，可持續性分泌黃體素作用在子宮的局部，可緩解經痛和經血過多的症狀，但無法使腫瘤變小或消失，但常有異常出血、子宮骨盆腔發炎的副作用，同是有 10～15% 機會發生移位或脫落造成出血及治療效果不佳。

7. **性腺釋激素類似物（GnRH Agonists，GnRHa）**：這個藥物是透過壓制腦下垂體荷爾蒙（FSH 卵泡刺激素和 LH 黃體激素）阻止卵巢產生雌激素，使病人進入停經的狀態、子宮內膜萎縮。GnRH agonists 的藥物包括 Lupron Depot、Synarel 和 Zoladex，可經由注射或鼻噴霧來給予。停經期間主要常見的副作用有熱潮紅、冷汗、失眠、陰道乾燥、性慾降低和沮喪等。由於具有骨質疏鬆的危險，因此美國食品及藥物管理局（FDA）規定治療最長是 6 個月（以上三種就好像把發黃受損的蘋果放在「冷凍庫」一樣）。

● 手術治療

　　手術的基本概念就像是在果園中把一些雜花、野草、壞果子都清除掉，另一方面也要盡量保留正常的東西，並確定病灶真正的範圍，因為有些病灶就好比埋在土壤的壞種子，不易全部清除，須視手術結果加以記錄評估，以決定後續追加藥物治療的療程與種類，就好比在清理好的果園中，灑上農藥一樣，降低將來復發的機會。

1. 子宮神經切除術

　　保守性的外科治療是利用子宮神經切除術來減少骨盆疼痛和經痛，主要是阻斷疼痛感的傳遞，但並不影響性行為的感覺。這可用於切除子宮內膜異位症病灶並想保留子宮，但卻有嚴重骨盆疼痛和經痛的病人。

2. 腹腔鏡手術

　　為診斷和處理子宮內膜異位症最主要和最明確的方法。當然最理想的狀況是所有子宮內膜異位症的病灶透過腹腔鏡診斷時都能夠切除，但很不幸的是，多數的婦科醫師並沒有經過完善的訓練，能夠使用腹腔鏡來處理廣泛性的子宮內膜異位症。因此有廣泛性子宮內膜異位症的病人，經常需要接受多次的手術，也常得不到理想的手術結果。

　　許多婦科醫師現在仍然迷信治療子宮內膜異位症等同於將子宮和卵巢切除，而我強烈相信治療子宮內膜異位症的正確方法是將子宮內膜的病灶盡量切除，不論它在骨盆腔器官、腸道、輸尿管和膀胱上。子宮內膜異位症手術是否要做子宮或卵巢切除，純粹基於是否有共存在子宮和卵巢的病灶、病人本身的期望、是否希望將來可以保留生育能力等。但若病人有嚴重子宮內膜異位症，且將來不再生育孩子時，加上又合併有子宮肌瘤或肌腺症（會產生經血過多和疼痛），那麼切除子宮和所有子宮內膜異位症的病灶是適當的治療。

　　幾年來，我們完成了許多以腹腔鏡手術來切除廣泛性的子宮內膜異位症病灶，同時並沒有切除正常的子宮或卵巢，也有很好的效果，當然仍須藉由

腹腔鏡來評定子宮內膜異位症嚴重的程度，斟酌術後是否需要輔以上述的藥物治療以降低復發率。

治療後平均每年復發率5～20％，病情輕微者5年復發率20～37％，病情嚴重者5年復發率40～70％。手術後加注射GnRHa、口服療得高或黛美痊，可降低復發率。治療後懷孕機率，輕度者有70％，中度有40～50％，重度則低於30％，但經過治療可提升至40％。

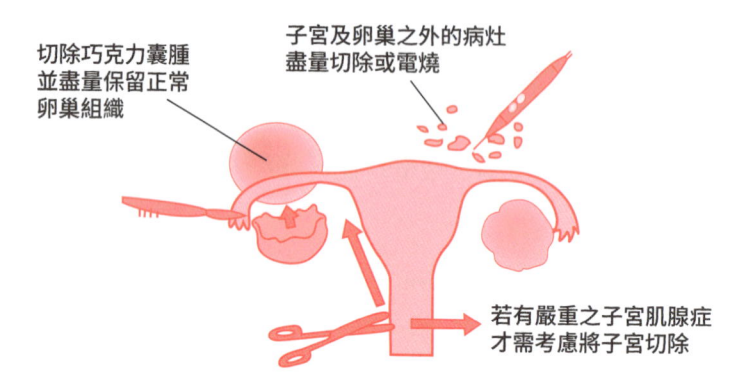

▲ 子宮內膜異位症之手術。

巧克力囊腫是什麼？

巧克力囊腫，是子宮內膜異位症所造成的疾病，因為囊腫色澤像巧克力的顏色，故名之。

子宮內膜是準備迎接受精卵著床的位置。內膜組織每個月都準備迎接著床的受精卵；但是當沒有懷孕的時候，內膜就會定期脫落，就像每個月打掃一次環境，排掉組織後再準備一張新的內膜。輸卵管事實上跟子宮內膜是相通，當子宮收縮，大部分的經血會排出，少部分的經血與內膜組織則會從輸卵管流到骨盆腔，有時候甚至可能會附著在任何地方，造成損傷。例如附著子宮，會讓子宮的肌肉層發炎、纖維化，而且這些破壞基本上不可逆，當月經來的時候就會越來越嚴重。如果在卵巢，它就會每個月生成類似經血的東西，但無處可排，積存在卵巢並越長越大，這個東西就是巧克力囊腫。

巧克力囊腫對懷孕的影響

如果有巧克力囊腫的患者，未來不孕症的機率相當高，必須要做積極藥物控制跟治療，和醫生積極討論並確認未來的生育計畫。

因巧克力囊腫會長大，還會吃掉卵巢正常結構，所以卵巢的卵子存量甚至排卵功能都會受到傷害；若生長部位往旁邊發展，可能還會影響到輸卵管的通暢性；如果吃到子宮的肉裡頭去，子宮肌肉層就會纖維化變硬，將來提供給寶寶生育的條件跟著床環境就越來越糟。

巧克力囊腫對經期不適的影響

如果在月經期間併發其他身體不適症狀，要特別留意是否是巧克力囊腫造成，因為巧克力囊腫會到處移轉，在經期間併發較特殊的不同症狀：

1. **腸子**：有些會跑到腸子，經期會伴隨腹瀉、拉肚子、肛門痛等症狀。腸

子剛好在陰道頂端靠近後方，更嚴重的情況，有些人在性行為時會有頂到深部的疼痛感。

2. **輸尿管**：嚴重情況可能會導致腎臟受損。
3. **傷口**：跑到以前剖腹生產的傷口或是陰道的傷口上，所以月經期間傷口越來越腫越來越黑。
4. **肺部**：突發的氣胸。
5. **經痛**：如果經期期間容易經痛的情況，要留意媽媽或姐妹是否也有同樣的經痛問題，或者有被診斷過是子宮內膜異位，就要特別留意是否有越來越嚴重。如果是先天體質性的經痛，則不會隨時間而加劇。

● 容易有子宮內膜異位症的原因

1. **遺傳**：通常還是體質影響較大，體質來自父母親的遺傳，如果母親或姊妹有子宮內膜異位症，得到的機率就會比一般人高 6～7 倍。
2. **年紀**：超過 25 歲的人機率較高，因為這是累積性的症狀，25 歲以後比較容易出現。
3. **壓力**：高壓生活的女性、晚婚或晚孕，甚至沒有生育的情況，子宮跟卵巢其實都沒有獲得休息，例如懷孕女性就有一年沒有經期休養生息，也減少每次經期造成子宮發炎破壞的機會。
4. **免疫力**：每位女性都會有經血逆流的情況，當經血回流到骨盆腔時，體內組織的免疫力很重要。
5. **飲食習慣**：有些人喜歡吃補，人參、當歸、山藥、四物，或是大豆異黃酮、荷爾蒙相關的保健品，使用不當其實是在火上加油的概念，讓身體慢性發炎更嚴重。

每位女性都會發生經血逆流，但是仍有以上因素造成子宮內膜異位症的好發機率：先天體質及免疫力仍是主要因素，後天的飲食生活管理也不能忽略，高壓生活的身體其實在慢性發炎，免疫力不佳，經血逆流回到骨盆腔造

成發炎的破壞就會比較嚴重，飲食上就要注意不能補過頭。

吃補要注意的事項

當天氣轉涼，許多人就會開始吃羊肉爐、薑母鴨等比較營養的補湯，醫師也常建議民眾不要吃過多反而增加身體負擔。以西醫的角度比較無法明確得知傳統補藥的成分，一定要聽取中醫師意見後服用。

一般來說，四物裡面有兩種成分會有雌激素，或是人參、當歸、山藥，過量的豆製品及帶殼海鮮，這些食物都容易轉化成雌激素，以婦科的角度來說都是比較容易刺激腫瘤的不利因素，肌瘤、巧克力囊腫這些和荷爾蒙有關的腫瘤比較容易受到滋養，所以需要稍微忌口，但也不須完全禁食。

另外，如果說只是補血的食材，例如紅棗，比較不會有特殊的荷爾蒙分泌刺激，食用無妨，但同時可能要思考的問題是缺血的原因。比如缺鐵性貧血，常見的就是女性經血量多，但也要留意是否因為子宮、內膜、子宮頸有其他症狀導致異常出血，重點可能是找出缺血的原因，只靠食補仍無法解決真正問題。

子宮內膜的檢查與治療方式

我們會先了解患者的家族病史與症狀的變化，再來就是以超音波檢查。如果已經有過性行為，會以陰道超音波進行比較精準的檢查，有時候會配合內診，確認超音波比較難檢查到的子宮；如果是尚未發生性行為女性，會以非侵入的腹部超音波或經肛門超音波檢查，配合腫瘤指數的抽血來做判斷。

如果是長到卵巢上的巧克力囊腫，一般認為 5 公分以下破壞性沒有那麼大，基本上採比較保守的藥物治療，5 公分以上就會進行比較積極強效的藥物或手術。而手術時發現卵巢外有一些比較難清的病灶，就須追加藥物治療以減少復發率，例如浸潤進腸壁裡或腹膜腔。

● 還沒生育並有強烈生育計畫的患者：

趁破壞不嚴重的時候，請積極受孕，如果懷不上，盡快與不孕症醫師協助懷孕。因為所有治療藥物不會讓壞掉的部分變好，頂多讓疾病發展速度慢一點或不再惡化。即使藥物控制住，使囊腫萎縮或變小，但卵巢會隨著時間、年紀衰退，所以卵子存量等生育條件還是會慢慢往下降。雖然產完經期開始後仍有復發的機率，但懷孕及產後哺乳會暫時沒月經，異位症就暫時停滯及萎縮。完成生育又可控制疾病，這是最好的治療，我們都會建議患者積極朝受孕的方向先努力。

◎ 建議積極手術的時機

若單側巧克力囊腫大於 5 公分，這表示異位症病灶較大或兩側巧克力囊腫（大小沒一定）同時有子宮直腸間的浸潤性內膜異位，也代表異位症擴散範圍較廣。較大或較廣的病灶就容易破壞卵巢、輸卵管，囊腫太大有破裂風險，疾病擴散速度會越來越嚴重，而破壞幾乎都是不可逆的，明顯傷害懷孕能力。

病灶就像花園農場長出雜花野草，手術原則是清除這些東西，但要盡量保留正常的東西，術後才知真正的範圍及嚴重程度。清完（手術）追打農藥（藥物）讓花園更乾淨減少復發。越嚴重就打得較多較久，術後藥物追加治療一般是選擇 GnRHa 或 Visanne 或 Dimetrose 黛美痙，避孕藥較少。

卵巢巧克力囊腫現今大多可以腹腔鏡手術處理，但是子宮內膜異位大多會造成正常器官組織與病變組織嚴重沾黏，讓手術操作較困難、病變組織與正常器官組織較難精準分離也容易出血、卵巢要保留正常部分就顯得困難些，甚至跟腸道太黏，腸道受傷機會也較高，甚至中途需轉換成傳統手術的機會也較高。

手術重點在於清除病灶又要保護正常組織，我們建議手術前先接受 3 個月柳培林的停經治療，因為只要停經時就不會有異位的經血灌入子宮肌肉、卵巢及骨盆腔內。內膜異位症就不會變嚴重，反而都會暫時呈現萎縮狀態，

髒血少了發炎程度也少了，自然沾黏會變得較鬆較軟，囊腫與卵巢就較容易分離，也能盡量留住未遭破壞的部分，同時撥離的區域出血也少了，卵巢出血處使用先進的止血黏合膠來黏合，減少穿刺縫合卵巢，同時避免使用電燒，更能減少手術對卵巢的傷害。另外清除子宮直腸間浸潤性內膜異位症時腸道能較輕易分離開，相對也安全多了。

●已經生育過、未來沒有生育計畫患者：

用藥可能會稍微溫和一點，盡量讓病人不要有太大的副作用，只要能讓生活品質改善，疾病發展速度慢下來，持續追蹤囊腫沒有太劇烈的變化，這樣就是一個好的治療。這些伴隨經期產生的疾病，它們的終點就是更年期，就像跑馬拉松，跑到更年期就到達終點，症狀就會漸漸改善最終消失。

子宮內膜異位最需要擔心的事

1. 巧克力囊腫：統計上有 4～5% 是惡性的，裡面有惡性的細胞。
2. 子宮肌腺症：統計上有 0.7～1% 會合併內膜病變增生成內膜癌。

所以被診斷有內膜異位症時，其實也要謹慎小心，除了治療控制之外，也要追蹤以免病變，不是等到更年期以後就百分之百沒事，萬一在更年期之後巧克力囊腫仍變大、肌腺症變嚴重，就是一個病變的警訊，更要小心。

更年期後補充荷爾蒙，會不會讓巧克力囊腫復發？

基本上更年期之後沒有月經，回補的荷爾蒙基本上有限，不像過去卵巢功能正常時的荷爾蒙這麼旺。一般來講，更年期之後巧克力囊腫或是所謂的內膜異位症，基本上就進入到終點，但是當妳有新的荷爾蒙刺激，統計上還是有 10～20% 左右可能會刺激到巧克力囊腫復發。

巧克力囊腫開刀後的備孕須知

一般來說，若是單純的卵巢手術，大概一個月的時間休養、第二個月就可以開始備孕；但是每一位患者的症狀與療程都不相同，若是囊腫以外的內膜異位症病灶分布越廣，那術後追加的藥物療程就會比較長，確定備孕時程必須要由妳的醫師來回答妳。

巧克力囊腫正在服用避孕藥控制，但有時忘了吃藥怎麼辦？

如果漏藥，有時候會有一些不太正常的出血，如果只是少量出血，就繼續吃沒關係，如果出血量像是經期來了一樣，就把它停掉，重新吃下一包新的，沒有出血就可以繼續服用。

巧克力囊腫跟子宮內膜異位的症狀，通常會吃避孕藥調經，如果沒有持續服用，有可能會出血。但通常避孕藥療程需要前3個月身體的適應期，讓身體與藥物形成一個彼此協調的作用，如果3個月後還是異常出血，就需要檢查是否有其他原因，子宮內膜、子宮頸是否有異常病變或是子宮肌瘤或肌腺症，必須把這些可能出血原因先排除，如果依然持續出血，可能就要考慮跟醫生討論是換別的藥物治療或是換別種避孕藥。

若檢查出畸胎瘤要拿掉嗎？

畸胎瘤是卵巢生殖細胞的病變，裡面會有一些頭髮、頭皮、牙齒等器官組織，比較有重量，而卵巢結構與子宮只有一個韌帶連結，畸胎瘤表面光滑，如果長成5～8公分會有扭轉的風險，就像一個繩子提著水球。若扭轉嚴重血液循環就會被堵住，輕則疼痛，嚴重則卵巢有可能缺血壞死。

畸胎瘤統計上大概有3～5%是惡性，若大於5公分建議手術移除，避免扭轉過頭導致卵巢壞死，同時病理化驗確定是否良性也會比較安全。

> **重點筆記：調整好孕，後天飲食生活要留意**
>
> 　　巧克力囊腫源自每位女性都會出現的經血逆流情況，除了先天體質及免疫力，後天的飲食生活管理也很重要，飲食不宜太滋補，要減少富含雌激素跟大豆異黃酮等補品。抗老化的保健食品或是DHEA類固醇荷爾蒙保養品含有雌激素，都要注意用量，以免增加復發的機會。

小心子宮內膜異位症併發癌症

　　子宮內膜異位症不但會破壞女性的生殖系統，更有轉移、復發和難以痊癒的特性，且其後遺症觸及我們生命內在與外在，有些醫師將它的症狀和病程描繪成「良性的癌症」。而子宮內膜異位症是否會變成真正的癌症呢？是否會讓我們置身於罹患癌症或其他疾病的風險中呢？很不幸地，諸多的研究報告證實確有可能。子宮內膜異位症的惡性轉變的確會發生，有報告指出子宮內膜異位症病灶處會進行癌化的機會高達0.7～1.0％，相關罹癌的可能因素如下：

1. 藥物作用

　　我們已經開始了解有子宮內膜異位症的婦女可能得到的癌症，包括non-Hodgkin's淋巴癌，目前原因尚不清楚，但可能與子宮內膜異位症婦女較常使用黃體素有關，而這些婦女有較高比例接受子宮及卵巢切除，其荷爾蒙的改變也可能增加罹癌的危險。曾有一位病患有子宮內膜異位症，同時因乳癌接受Tamoxifen的治療，結果發現在子宮內膜異位症病灶處有類子宮內膜癌的腫瘤，研究指出雌激素的效應引發子宮內膜異位症病灶處的增生與癌化。

2. 術後荷爾蒙補充療法

　　在一個類似的研究中，對象是因子宮內膜異位症且已接受子宮及卵巢切除的婦女，研究指出子宮內膜異位症會進行類似子宮內膜受到雌激素作用的改變，而產生子宮內膜增生或癌症的可能。

　　他們的結論是，雌激素治療可能會讓手術殘餘的子宮內膜異位病灶轉化為癌前期或癌症。因此他們建議患有子宮內膜異位症的婦女在接受子宮和卵巢切除後，使用荷爾蒙補充療法時仍應包括雌激素與黃體素兩種藥物。

3. 環境、基因、年齡因素

當然也有可能是罹患子宮內膜異位症的婦女較一般女性常接受醫師的檢查，因而有較高的機會被發現有癌症。子宮內膜異位症也曾與缺乏身體的活動、曝露在環境污染物（戴奧辛）這兩個因素有過關聯性，但這兩個因素事實上是被歸咎於與癌症本身有關，而非是與宮內膜異位症有關。另一個有關的可能為基因改變促使癌化的發生，年齡也可能是其中一個因素。

罹癌之風險與研究報告

- 有一項研究尋找已停經的婦女，卵巢子宮內膜癌與子宮內膜異位症之間的關係，他們認為在已停經的婦女中發現卵巢子宮內膜異位症，其癌化的可能較未停經婦女來得高，所以發現時最好連同卵巢一併切除。

- 由於這些惡性轉變和相關危險因素的證據越來越多，在美國、加拿大一些大型的研究中，調查了超過四千位子宮內膜異位症的病人，並從中找出幾個最常有關聯的內科疾病，其中黑色素癌（melanoma）有9.8％的發生率，而在一般人則僅有0.01％的發生率。乳癌有26.9％的發生率，而在一般人則僅有0.1％的發生率。卵巢癌有8.5％的發生率，而在一般人則僅有0.04％的發生率。同時也發現這些參與研究的婦女在自體免疫疾病和梅尼爾症、眩暈症也有較高的發生率。

- 在瑞典一項包括20,686位患有子宮內膜異位症的婦女，經過長達11年的追蹤，結果顯示有將近20％的人得到癌症，如乳癌、卵巢癌和淋巴癌等，然而她們得到子宮頸癌的機會卻有降低的現象。一項在美國Massachusetts醫院的研究，調查79位第一期卵巢癌患者，其中有高達22位亦是子宮內膜異位症患者，也證明子宮內膜異位症在一些早期卵巢上皮癌的生成可能扮演一部分的角色。

- 美國杜克大學醫學中心研究100例子宮內膜異位症的患者，發現居然有高達10.8％的患者合併有骨盆腔的癌症，而一般人則僅3.2％。若為卵

巢或卵巢外子宮內膜異位症，則卵巢發現癌症的機會分別為5％、1％。也發現透亮細胞癌（clear cell carcinoma）與子宮內膜異位症有非常明顯的關聯性。

- 另一項類似的研究，有147位卵巢子宮內膜異位症患者，發現有病灶惡性的發生率是0.7％，其中卵巢是最常見的癌化位置，其他曾經報告的病例有在下腹手術疤痕的子宮內膜異位病灶產生透亮細胞癌（clear cell carcinoma）有在陰道、肝臟發現過，而這種細胞形態的癌症相當惡性且癒後不良。這些雖然是少數案例，但這種發現仍鼓勵醫師在手術時盡量將子宮內膜異位病灶切除並送病理檢查，特別是復發的地方，因為它們也是最容易發生癌化的位置。

因應之道

這些研究報告並不是在恐嚇患有子宮內膜異位症的婦女，而是要提醒她們注意這個疾病的重要性與潛在的影響，了解這個風險，病人才可以有所行動保護自己，例如：改善飲食營養、多吃有機蔬果；避免高糖、高脂、咖啡因、過多的發酵乳製品及肉類；補充維生素、礦物質，甚至抗氧化劑，維持適度的運動及體重；停止或開始使用特定的藥物，並配合醫師定期篩檢，需要時可能要全盤改變整個生活形態與習慣。並非每一位患者的風險都增加，也並非每一位患者都會得到癌症，但每一位患者都應該做些努力以降低這種風險。

新治療思維

這樣的情況似乎也給我們另一番的省思，在臨床的經驗中，有不少年輕的患者在經過許多內科治療後才接受腹腔鏡或開腹手術時，常發現已有嚴重的子宮肌腺症或骨盆腔子宮內膜異位病灶，也常造成腸道、輸卵管沾黏和功能障礙，此時再以手術清除往往為時已晚，也增加了手術的困難度與風險。

也有卵巢子宮內膜異位瘤患者，起初因腫瘤不大，在各家醫院經過冗長的藥物治療與追蹤，終因嚴重之症狀而接受囊腫切除，但不幸的是病理檢查除了證實有卵巢子宮內膜異位之外，尚合併有癌症，其後又面臨一連串的治療與折磨。不禁想到若能在更早期以腹腔鏡手術診斷，甚至清除病灶，進一步取得病理的診斷以排除癌性的可能，其病況應不至於此。

事實上，癌症越早清除或減積，加上輔助治療，才能有越好的預後、越低的復發率，卵巢癌就是最好的例子。雖然子宮內膜異位症並不是真正的癌症，但它的病程與特性仍有幾分類似之處。

這種治療理念事實上也慢慢在萌芽，但受限於目前的保險給付，例如：囊腫或肌腺瘤仍小、臨床症狀輕，健保可能不予給付，以及患者本身的心理障礙，總希望藥物治療而恐懼手術，也因此延宕早期治療及早期診療出癌症的時機，並挑戰目前治療的主流觀念，甚至被扣上手術氾濫的大帽子。也許在將來有更多證據顯示早期清除病灶，越能減少它的併發症與後遺症，將有助於婦女克服心理障礙，亦提供醫界另一項治療的新思維。

除了看醫生，我該怎麼做？
談子宮內膜異位症的自我管理

1. **注意飲食**：在月經之前和月經期間盡量避免咖啡因、酒精、甜食、紅肉、油炸食品和小麥製品，在食物中可增加富含「omega-3 脂肪酸」的物質，如鮭魚、鯖魚和含亞麻油酸的製品。

2. **放輕鬆**：盡量在一天之中挪出幾分鐘來嘗試放輕鬆，如戴上耳機聆聽輕鬆簡單的音樂，或是練習深呼吸也可幫助平穩身體狀況。

3. **充足的睡眠**：睡眠不足會導致荷爾蒙和代謝的異常變化、發炎和疼痛的增加。如果妳的睡眠有問題，可試試誘導睡眠療法，一杯洋甘菊茶或在妳的枕頭上噴一點真正薰衣草精油。白天盡量待在外面，也能夠導引夜間更好的睡眠。如果失眠很嚴重應尋求醫生的幫忙。

4. 積極樂觀：根據哈佛大學研究，樂觀主義可以導引更好的健康。努力扭轉負面悲觀的想法，積極樂觀將使妳在每一天面對子宮內膜異位症的挑戰時更有希望與信心，也更能夠改善妳的生活與生命。

5. 多運動：研究者也發現身體的活動能夠減輕壓力和促使體內釋放endorphins（內生性嗎啡），它是一種天然的鎮痛劑。當妳有能力可以活動時應盡量利用這個好處。若是妳無法從事較活潑的活動時，可試試更簡單的方式，好比散步，剛開始可用較慢的速度，適應後再逐漸加快速度，不久妳將會感到比以前過的更好。

6. 簡化生活方式：現代女性的生活相當緊張，有太多的事要做，但時間卻太少，如果妳的壓力和負擔過重有關，應該考慮簡化妳的生活，嘗試將工作與責任做一些適度的分配與委託，不要全部攬在自己的身上。

7. 避開環境中的毒素：減少在日常生活接觸毒素的機會，簡言之就是盡量選擇使用天然成分的產品。

8. 參加病友支持協會或相關組織：如果有類似的組織在妳居家的附近，不妨試著加入他們。他們最能理解妳的需求，同時能夠幫助妳，更可以分享經驗與對策。如果附近沒有這樣的組織，至少能找到一個願意分享並支持妳的人。利用網路上相關協會的資訊相互聯繫也是不錯的方式，絕對不要獨自承擔所有的痛苦與挫折。

卵巢囊腫

卵巢囊腫是**液體聚集在正常的卵巢中**，可形成不同類型的囊腫，為常見的婦科問題。由於對卵巢癌的恐懼，使得囊腫成為婦女最擔心的問題之一。囊腫可能因引起不舒服而被發現，或沒有任何症狀，只在例行檢查時發現，好消息是大多數囊腫會自行消失不需要任何治療，發展成癌症的情況較為少見。

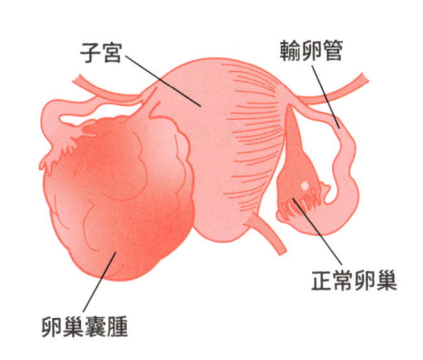

卵巢囊腫的原因是什麼？

最常見的囊腫為「功能性囊腫」，由發育中的卵細胞周圍聚集的液體形成。每月排卵時，少量液體會圍繞在發育中的卵細胞周圍，與製造液體的細胞一同形成濾泡，大小如豌豆。有時圍繞在卵細胞周圍的細胞偶爾會製造過量的液體，稻草色的液體使卵巢內部膨脹，若濾泡超過正常的大小（直徑約3/4英吋），則稱為「濾泡性囊腫」。若液體持續堆積，卵巢就像充水的氣球般鼓起，使卵巢白色的上皮變得很薄、很平滑，同時呈現藍灰色。濾泡性囊腫很少超過3～4英吋，大多數囊腫會在1～2個月內消失，液體會回流到血液中。

排卵時，卵巢上皮會破裂並釋放出卵細胞，幾個小時內破裂處會癒合，卵巢細胞會形成黃體且製造出黃體激素，讓子宮內膜準備接受受精卵。婦女每個月都會形成黃體，也都有細胞製造一些液體，形成「黃體囊腫」。這類囊腫通常不會超過一個彈珠的大小，但也有少數超過幾英吋。黃體囊腫和濾泡囊腫一樣，差不多都會在幾週內消失，兩者都屬於功能性囊腫。

超音波會看到什麼？

最準確的檢查是利用陰道超音波來檢查，所取得的圖像可測量大小並看見內部是否充滿液體或是長有固體的結構，可以幫助判斷是哪一類型囊腫，當然最重要的是判斷是否為卵巢的癌症。不正常的囊腫常有細胞增生而長出贅物，並從囊腫壁內部突出。超音波會看到內部有肉芽尖突狀，雖然有許多不規則形狀的囊腫為良性的，但癌症較容易出現這種狀況。超音波無法明確區分良性或惡性，所以發現內部有固體結構，最好還是切除掉。

可以用腹腔鏡手術來治療嗎？

利用經由腹部3～4個1至1.5公分的傷口置入內視鏡器械，可以切掉囊腫或整個卵巢。卵巢囊腫看起來就像是小型的氣球裝滿了水，囊腫切除是將囊腫鞘皮輕輕地自卵巢內部剝離，液體則經由抽吸儀器抽出，此時囊腫就像洩氣的氣球，能通過很小的腹腔鏡切口處理好。若囊腫破壞整個正常的卵巢，很可能需要全部切掉。腹腔鏡手術最大的好處是恢復迅速，病患甚至可以當日出院，並在1～2週回復正常的活動。

不必要的手術

許多囊腫幾個月後自然會消失，有些可能持續很久但不會有特別的問題，它是不需要手術的，但事實上有很多婦女因為這些無害的囊腫而接受手術，反而讓病人暴露在不必要的手術風險中和痛苦。這是醫師必須嚴肅面對與反省的，在美國婦科內視鏡學會第31屆世界年會中也有這樣的批判和討論，UCLA醫學院Parker教授

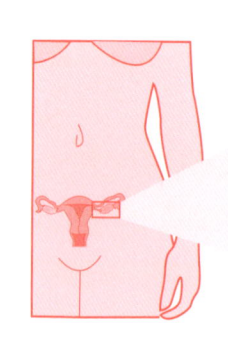

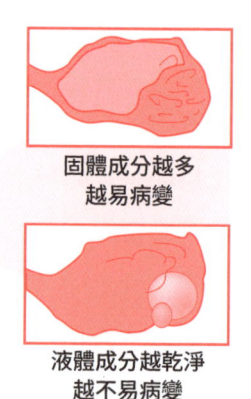

固體成分越多越易病變

液體成分越乾淨越不易病變

就直言許多卵巢囊腫手術是不必要的，很多功能性囊腫再多等一段時間多半就會自行消失。

關於不必要手術的發生，在年輕的婦女，功能性囊腫會隨著月經週期來來去去，而在更年期後的婦女，雖然卵巢癌的風險增加，但手術並非是必須的。若檢查顯示是良性且沒有癌症的可能，也沒有不舒服，那麼需要手術的機會就不高了。當然有些是需要手術的，若囊腫的形成是因為不正常細胞的生長，如皮樣囊腫、子宮內膜組織異位瘤或癌症的囊腫。皮樣囊腫可能繼續不斷生長，若沒有早一點切除可能會破壞整個卵巢，子宮內膜組織異位瘤則有可能會破裂，任何囊腫看來像是惡性的都應該開刀。一般超音波可以看出子宮內膜組織異位瘤和皮樣囊腫，另外血液腫瘤標記CA125檢驗都可以輔助判斷。

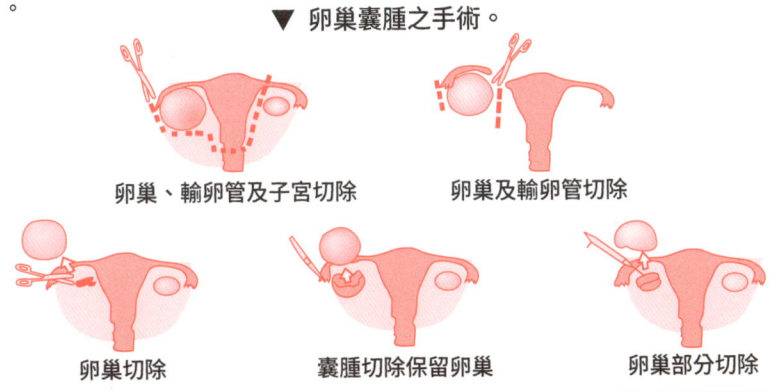

▼ 卵巢囊腫之手術。

卵巢、輸卵管及子宮切除　　卵巢及輸卵管切除

卵巢切除　　囊腫切除保留卵巢　　卵巢部分切除

尋求第二意見

切除卵巢囊腫手術的適應症在這幾年已有些改變，過去開刀的頻率較高主要是為了避免癌症的威脅。但現今骨盆腔的檢查、超音波的進步和血液腫瘤標記檢驗，都可以幫忙判斷囊腫是否屬於危險的。但不幸地，仍有許多醫生仍停留舊思維，也沒有涉獵現今的文獻。所以面對可能的卵巢囊腫手術，最明智的是尋找第二位醫師的意見，以進一步確定手術是最好的選擇。

Chapter 05

婦癌的診斷與治療

婦科生殖道癌症的概述

　　近年來，癌症已躍居臺灣十大死因之首，其中婦癌占了很大的比例。婦癌的初期大多沒有症狀。在每100名婦女中，有4個人會在一生中得到癌症，而其中將近一半是婦女特有的子宮頸癌、卵巢癌、子宮內膜癌等。雖然好發在40～60歲之間，但是20歲以下的年輕婦女，也常會長卵巢生殖細胞癌及子宮頸癌。此外，有4％的陰道癌發生在25歲以下。因此，婦女對自己的健康絕對不可掉以輕心。雖然目前醫學研究日新月異，但是癌症的治療仍有其侷限性。因此唯獨早期診斷是不二法門，只要早期發現、早期治療，還可以獲得很高的治癒率。

　　在婦科生殖道癌症中，常見的有子宮頸癌、卵巢癌、子宮內膜癌（子宮體癌），另外也有較罕見的外陰癌及子宮絨毛膜癌。婦科癌症雖是棘手的疾病，尤其是卵巢癌常常難以早期診斷。因此，除了關心自己的身體變化外，也要了解癌症的一些症狀，以及定期做檢查。

子宮頸癌的預防

目前在臺灣，子宮頸癌排名為女性癌症發生率第 8 名；死亡率排行第 7 名，也是臺灣女性常見的癌症，目前子宮頸抹片檢查列在臺灣四大癌症的篩檢補助名單當中，健保局補助年滿 30 歲以上之女性每年篩檢一次子宮頸抹片檢查，但是若提早開始性行為的女性，應自行以發生年起算，3 年後開始自主進行抹片檢查，以保護自己的身體。

一般來說，子宮頸抹片檢查一年一次，但若有異常情況，須經由醫師判斷定期檢查的區間。

子宮頸病變的成因

子宮頸癌 80 ～ 90％都是在子宮頸的扁平上皮發生病變，所以子宮頸抹片檢查就是在掃刮這個位置，人類乳突病毒攻擊的大部分是扁平上皮這裡而產生病變。抹片檢查就是將刮搔的細胞送去化驗，報告出來若正常就是定期追蹤，若發炎可能就是細菌感染，醫生會再判斷是否需治療，比如說分泌物很多、有異臭或是搔癢、紅腫，那就一定要治療，若是輕微的發炎，等自身免疫力變好之後也可能就恢復了。

子宮頸病變會看到扁平上皮內出現一些不正常細胞，如果只有一點點，不到 1/3 的話，一般稱為 CIN1 輕度病變；如果越來越多接近 2/3 時，一般稱為 CIN2 中度病變；如果更多到接近全滿就是 CIN3 高度病變；如果整層都是不正常細胞，就是 CIS（原位癌），若穿出基底層，就是癌症。就好像穿牆而出，腫瘤細胞就開始肆無忌憚亂跑亂竄。再者，有些病變是腺體細胞，是非典型病變，如果檢驗出現這種症狀時，會建議加上 HPV 病毒的篩檢，有必要的話會需要盡早做切片確認。

抹片檢查與HPV人類乳突病毒檢測

子宮頸癌發生機率中，90％跟人類乳突病毒有關。人類乳突病毒大概兩百多種，會使人體致病大概是五、六十種，所以稱做人類乳突病毒。這些病毒中也有無症狀的，有些會產生菜花，有些會產生子宮頸病變，這樣的類別我們稱作高風險的人類乳突病毒。常見的6號、11號是菜花病毒，16號、18號跟子宮頸癌較有關係，可是臺灣的形態不一樣，子宮頸癌是52號及53號類型居多。

子宮頸抹片檢查：是在子宮頸取樣幾個細胞去化驗，只能檢查出病人有無病變，無法知道有沒有病毒。

HPV的人類乳突病毒檢測：過去只能測出高風險或低風險，現在隨著醫學的進步，可以直接顯示病人感染的高風險病毒是幾號病毒。

過去主要推行的是預防病變發生，所以推廣做抹片以便及早發現病變；現在的觀念走到更前面，重視預防危險因子出現，所以推廣HPV人類乳突病毒檢測，可以早點知道危險因子，因為人類乳突病毒是原因，病變是結果。

HPV的人類乳突病毒的檢測和子宮頸抹片的流程相同，可以同時進行。只是因為HPV的人類乳突病毒的檢測是自費項目，所以需要多付一筆費用。

●HPV子宮頸癌自我居家採檢，醫生怎麼說

在國外，有些國家國土面積很廣，有些人因交通路程而不方便到醫院，但是居家自我採檢的過程中，取樣的方式或放進檢盒的方式，都會影響準確度，原因是因為自己沒有辦法像醫師一樣精準刮搔子宮頸，一般民眾採檢時不見得會精準抹到容易有問題的地方，只能說是一個簡便可以在家自行檢測的方法，沒辦法取代政府現在推行的四癌篩檢之一的子宮頸抹片檢查。

因為即使是子宮頸抹片檢查，篩檢率也未達100％，目前準確度大約可篩檢到60～70％，而同時會有接近10～12％的偽陰性，所謂偽陰性就是病變從抹片檢查中檢查不到，所以才需要積極定期的做子宮頸抹片檢查。另

外目前也有自費的電腦薄層抹片，判讀的準確度相對較高，費用也稍微貴一些。

人人都可能有人類乳突病毒

每個人身上，可能同時存在好幾種不同型的人類乳突病毒，目前沒有任何的藥物可以殺掉人類乳突病毒，所以通常我們就提醒病人，既然已經感染了，要檢討自己過去是不是有一些危險因子。

比如35～45歲的年齡層，是容易得子宮頸癌的高峰，但重點是在於性生活伴侶，因為病毒傳染90%是透過性行為。

男性比較幸運，比較不會因為病毒造成一些癌症，如陰莖癌、肛門癌實在太少見，而男性比較容易因人類乳突病毒造成的病變就是菜花。

現在普遍認為可能是性行為的模式造成，或是有多重性伴侶。妳即使是單一性伴侶，可是妳的性伴侶若有多重性伴侶，那妳罹病的風險還是高，所以需要回溯過去的交往經驗。

另外就是說，即使已經有病毒，不代表病毒會永遠在體內，免疫力是一個關鍵，讓自己吃好睡好、保持運動、性行為帶保險套、避免新的病毒進來等自主管理，病毒的活性會被壓制到甚至不活躍，統計上顯示大概有70～80%左右的機率，因免疫力提高而壓制了病毒的活性，甚至未來在檢查也不一定會檢測到。

就像是感冒，去醫院治療只是拿控制症狀的藥，沒有任何殺死病毒的藥，因為一般感冒不像流感，有克流感的抗病毒藥劑，所以很多人休息一個禮拜左右，感冒病毒的數量自然慢慢就下降，病毒就不活躍了，人類乳突病毒也是一樣，只是需要比較長的時間。

不管是哪一型的人類乳突病毒，目前都沒有特效藥，只能夠靠病人自己的自體免疫系統，以及辛勤、定期的去做抹片篩檢，才能夠提早預防病變。

建議36歲以上的女性，每年要做一次抹片篩檢，如果有人類乳突病毒

的話，就要把抹片縮短成半年，因為體內有病毒表示會有更高的病變風險，且病變進行的速度，會比沒有病毒的人更快，所以篩檢時間就必須縮短。

WTO認為HPV疫苗最有效對象為9～14歲的青少女。目前臺灣提供國中免費皆種HPV疫苗。

臺灣子宮頸癌發生率，民國110年統計大約是每十萬人約2.8人，比例上已大幅降低，因為抹片篩檢推出以後，子宮頸在病變初期就能檢查出來，經過治療之後就不會演變成子宮頸癌，因此子宮頸癌的流行發生率逐漸在下降。這個要歸功政府推動子宮頸癌檢查讓死亡率下降。

關於子宮頸病變治療

- **CIN1輕度病變**：60％可能會消失，如果持續存在，門診會安排冷凍治療或是電燒把病變區上皮破壞掉，基本上大概八、九成就沒問題。
- **CIN2、CIN3中高度病變**：若有生產計畫的話會做子宮頸錐狀切除。
- **原位癌**：若有生產計畫的話一樣可做子宮頸錐狀切除。

子宮頸錐狀切除手術，患者當天手術完就可出院，手術本身要檢查錐狀技術以及切割的邊緣是否乾淨，以及檢查裡面是否有更嚴重的病變。如果一切正常，患者只要定期抹片追蹤；若沒有生產計畫，又是CIN2、CIN3高度病變或原位癌的話，就可以考慮進行子宮切除。若已是子宮頸癌，則會依臨床分期做手術、化療甚至電療。

●已經做完子宮摘除，還需要做抹片檢查嗎？

若是良性疾病做全子宮切除，需要每3年定期做一次陰道上端抹片檢查，因為陰道也可能有病變風險，做法跟子宮頸抹片檢查的方式一樣。若是次全子宮切除保留子宮頸，每年仍須像正常人一樣每年做。但若是之前因子宮頸病變做全子宮切除的話，良性者陰道頂端仍需每年做抹片檢查，惡性者需更頻繁檢查追蹤。

另外提醒一下，通常子宮頸癌好發年齡在40～50歲間、隨著抹片檢查普及，人類乳突病毒疫苗施打，子宮頸癌發生率也明顯下降，但是另一種子宮內膜癌反倒隨著年紀越長機會越是增加，而好發大約是60歲。內膜癌的風險來自於長期的荷爾蒙刺激內膜，初經早停經晚者、月經異常、糖尿病、高血壓、體重高、乳癌用藥Tamoxifen、多囊性卵巢、未生育者等女性族群，癌的比例也逐年上升。

年紀稍長之後，罹患腫瘤、癌症的機會其實是大幅下降，70歲以上通常比較常見的則是外陰癌、陰道癌等。人類乳突病毒引起的陰道癌比例非常低，如果過去3年檢查都正常，可以3年做一次檢查就好。

沒有性生活的人，需要做抹片檢查嗎？

由於抹片檢查需要使用擴陰器進入陰道，如果陰道冠還在的話，無法執行檢查，而沒有性經驗人類乳突病毒感染機會極低，所以子宮頸癌發生機率也會低很多。不過仍有另一種腺體細胞癌則和性行為沒有關係，仍要留意，若是有異常出血找不到其他原因，必要時也需檢查子宮頸。

子宮頸癌大概八、九成發自子宮頸的扁平上皮，但還是有零星的子宮腺體癌，和乳突病毒的關聯性比較低，發生在更內層。也碰過那種年齡20初頭的患者，沒有性行為卻不斷異常出血，最後才發現很不幸的是子宮頸腺癌，那這個就是沒辦法事先預防。所以身體若有任何異狀還是盡早就醫。

另外若是年紀較長的女性，雖然已經沒有性行為，但還是建議定期進行子宮頸抹片檢查，順便做婦科檢查。如果因陰道缺乏荷爾蒙過於乾燥，子宮上皮萎縮很嚴重的話，可以會讓患者使用陰道荷爾蒙藥膏，使扁平上皮稍微豐潤一點利於進入檢查，在做抹片時也會幫需要的患者上潤滑劑。

衛生習慣不良容易子宮頸病變嗎？

　　衛生習慣不良，百病叢生。陰道在細菌跟病毒感染的機會相對高，但是病毒感染主要還是性行為造成，所以性行為戴保險可以減少病毒進入陰道，但不能完全阻隔，因為病毒不是只在陰莖，外陰部的陰囊也會有，只要接觸就會有感染機率。因此除了改善外部衛生環境外，發生性行為一定要戴保險套。

重點筆記：預防重於治療，提升免疫力

　　子宮頸癌發生機率90％跟人類乳突病毒有關。

　　建議每年定期做子宮頸抹片檢查，預防病變發生，現在的觀念走到更前面，HPV人類乳突病毒檢測可以預防危險因子出現，也可以自費進行自我檢測。

　　即使體內有病毒也不需太過驚慌，免疫力是關鍵，讓自己吃好睡好、保持運動、性行為戴保險套、避免新的病毒進入等自主管理，病毒的活性會被壓制到最低，統計上顯示大概有70～80％左右的機率，因免疫力提高而壓制了病毒的好發機率，因此保持良好生活習慣非常重要。

子宮頸癌的診斷

子宮頸癌是常見的婦女癌症之一，根據統計顯示子宮頸癌發生率的排名為女性癌症中的第8位，各個年齡層的女性都有可能發生子宮頸癌，好發年齡在40～60歲，平均年齡約45歲。死亡率的排名則為女性癌症中的第7位，死亡人數占全部癌症死亡人數的4％。子宮頸癌的發生率在美國占女性生殖器官癌症的第3位。在臺灣則排名第8位，也是全世界婦女最常見的癌症。

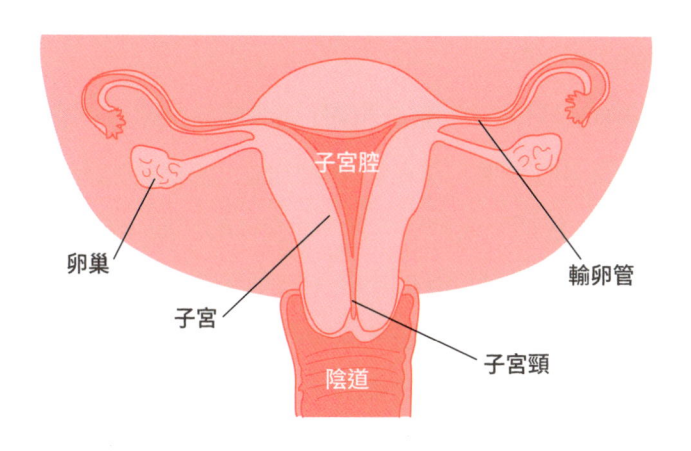

子宮頸癌的危險因子

子宮頸是月經流出的通道，也是陰道微生物及空氣進入女性子宮的關卡。但若長期受到刺激或感染，就較易變性，而有可能轉變為早期的癌細胞。子宮頸癌的成因目前被發現可能藉由性交感染人類乳突病毒（Human Papilloma Virus，簡稱HPV）而轉變為子宮頸癌細胞，較有關聯的是第16、18、31型有關。較可能的危險因子包括：

1. **性生活**：最常見的人類乳突病毒感染原因是性行為。研究指出沒有性生活的女性，幾乎不會產生子宮頸癌，而越早有越複雜的性生活，往後越容易產生子宮頸癌。

2. **子宮頸發炎**：若有長期子宮頸的損傷、破皮、糜爛、發炎，子宮頸受刺激的機會較高。
3. **性病感染**：通常性生活較複雜，相對罹患的機率也會較高。
4. **吸菸**：增加罹癌的機會，因為會減少免疫力而使細胞加速病變，這也可能與抽菸本身會產生一些物質，導致子宮頸癌細胞的發展。
5. **社會與種族**：一般通常認為社會與經濟地位較低的女性較易得，但大多認為和有較早的性經驗有關。
6. **遺傳**：雖有關係，但比例不高。

常見的臨床症狀

早期常是沒有症狀的，常要等到癌症變成侵襲性才會有症狀。常見的症狀是陰道不正常的出血，尤其常在性交後出血，或有異味的陰道分泌物。

1. 陰道異常出血，包括不規則的出血、性交後的出血、兩次經期間的出血、停經後的出血及劇烈運動後的出血，這都是警訊。
2. 陰道分泌物呈水樣的白帶增多，或帶有異味、臭味時都應加以注意；陰道出血，尤其是性交出血和疼痛時，也應該提高警覺。
3. 包括下腹痛及局部疼痛，大多是單純發炎所引起，但也可能是癌症較晚期的症狀。癌症侵犯或壓迫到腰薦神經叢，臨床的表現即為坐骨神經痛。
4. 如果癌症侵襲到骨盆壁，壓迫了外腸骨靜脈、淋巴，造成下肢的血液回流及淋巴的引流產生阻塞，下肢水腫就會產生。
5. 如果癌症壓迫了兩側的輸尿管，導致輸尿管部分或演變成全部阻塞，便會產生少尿、無尿，甚至尿毒症，這是子宮頸癌常見的死亡原因之一。
6. 如果膀胱或直腸受到癌細胞的直接侵襲，便會有尿血或便血的現象，一旦發生陰道瘻管，臨床的表現就有小便或大便的失禁，並由陰道流出。
7. 另外，可能出現胃口不佳、**體重減輕**的情況。

如何診斷子宮頸癌？

1. 細胞抹片檢查

刮取子宮頸及周圍上皮組織的上皮細胞，並經固定染色後，在顯微鏡下觀察細胞的型態。最後由病理醫師診斷是否有癌細胞，是一種最簡單可靠的篩檢方法。

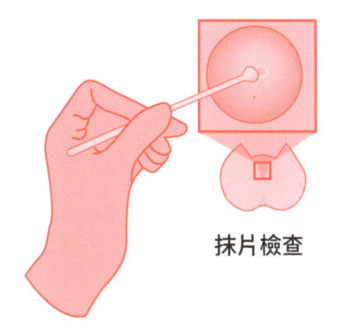

2. 病理組織切片檢查

若抹片檢查中發現可疑細胞，可利用陰道鏡結合特殊染色直接觀察子宮頸，在可疑的地方做小切片來確定，另外必要時需做錐狀大切片來判定侵襲的深度與廣度。抹片是懷疑，有組織切片才能確定。

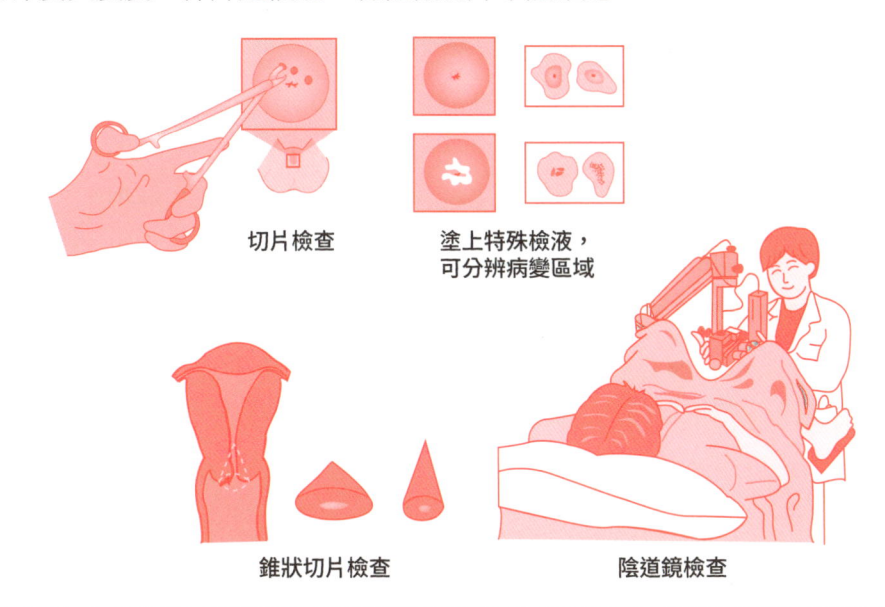

抹片檢查

切片檢查

塗上特殊檢液，可分辨病變區域

錐狀切片檢查

陰道鏡檢查

子宮頸癌的分期

子宮頸癌的癌組織，首先發生在黏膜的上皮內，經由不斷的增殖使腫瘤向四周發展，甚至穿破上皮下的基底膜，侵入皮下組織，進而蔓延至其他器官，臨床上由侵襲的程度分為：

1. 零期

也稱原位癌，癌細胞侵襲在上皮內，尚未到基底膜侵襲真皮組織。從零期癌發展到一期，在臺灣平均只有4年。在這段過程中，只要與醫師密切合作，發現的機率很大，手術治癒率高達百分之百。

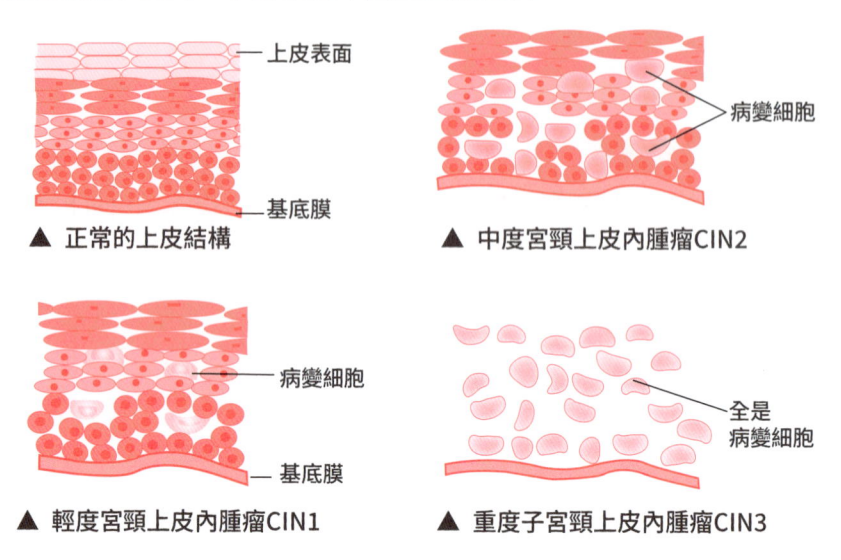

▲ 正常的上皮結構

▲ 中度宮頸上皮內腫瘤CIN2

▲ 輕度宮頸上皮內腫瘤CIN1

▲ 重度子宮頸上皮內腫瘤CIN3

2. 第一（Ⅰ）期

癌細胞已穿過基底膜，但仍侷限在子宮頸內。

另外，還會根據癌細胞侵入的深度及腫瘤的大小再細分成4小期（Ia1、Ia2、Ib1、Ib2），如下圖：

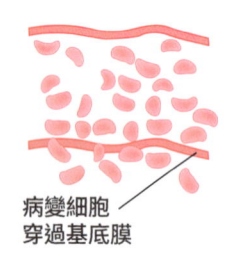

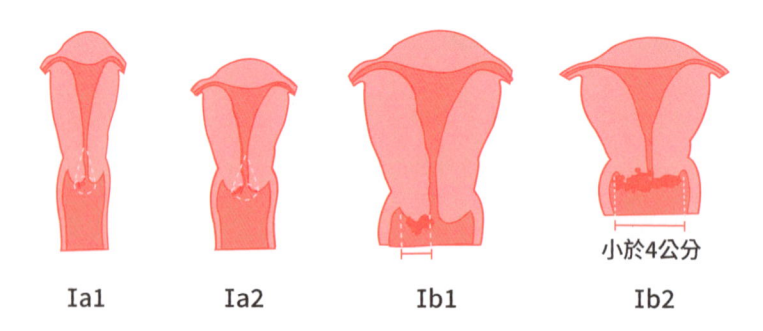

Ia1　　Ia2　　Ib1　　Ib2（小於4公分）

3. 第二（Ⅱ）期

癌細胞已穿過子宮頸，但尚未侵入陰道下1/3處及骨盆壁，又分IIa、IIb兩期。

- IIa：可手術切除的底限。
- IIb：此時手術已不適合，因已侵入子宮頸旁組織，極容易轉移出去，也切不乾淨。

4. 第三（Ⅲ）期：

癌細胞已侵入陰道下的1/3處及骨盆壁。

- IIIa：癌細胞已侵入陰道下的1/3
- IIIb：癌細胞已侵入骨盆壁。

5. 第四（Ⅳ）期

癌細胞已蔓延到膀胱及直腸的黏膜，甚至發生遠端器官的轉移。

- IVa：轉移到鄰近的器官，如膀胱或直腸。
- IVb：遠端器官的轉移。

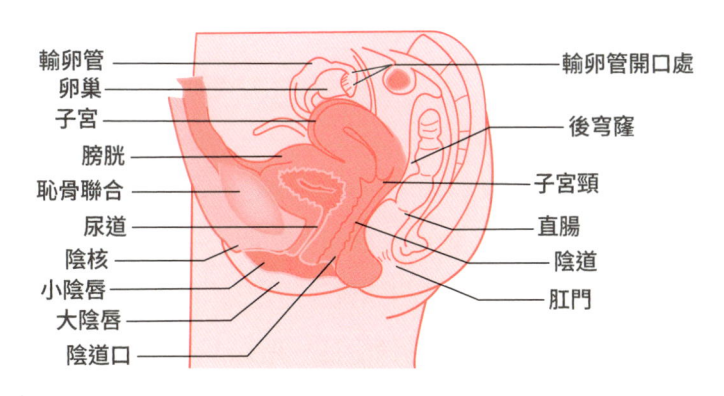

▲ 女性生殖器及相關器官縱切圖。

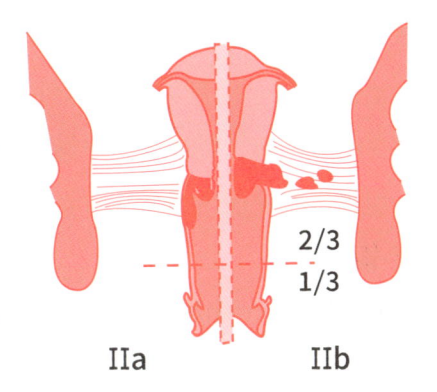

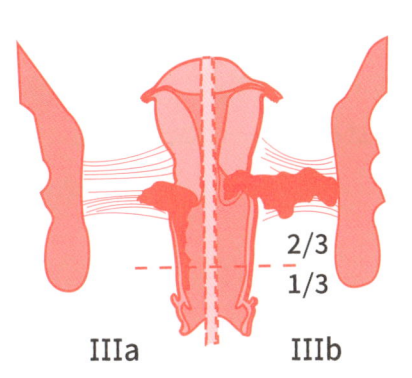

子宮頸癌的治療

治療越早，癌細胞的轉移性越小，可選擇的治療方法越多，根除機會越大。

現將主要癌症治療方法介紹如下：

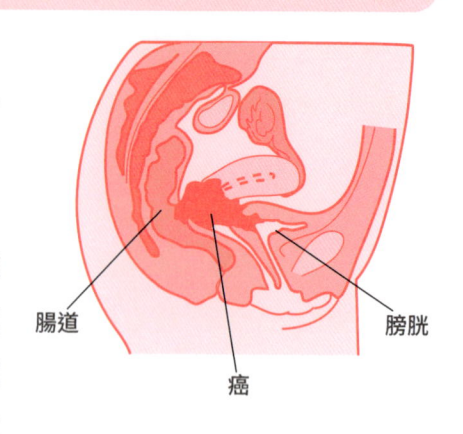

1. 手術

開刀將患部摘除，適用於較早期的癌症，只要病人的身體狀況良好而無其他合併症時，均適行手術。依期別不同選擇來選擇簡單的子宮頸錐狀切除、單純子宮切除、次子宮根除術、全子宮根除術。一般Ⅰ～Ⅱa階段可以手術治療。

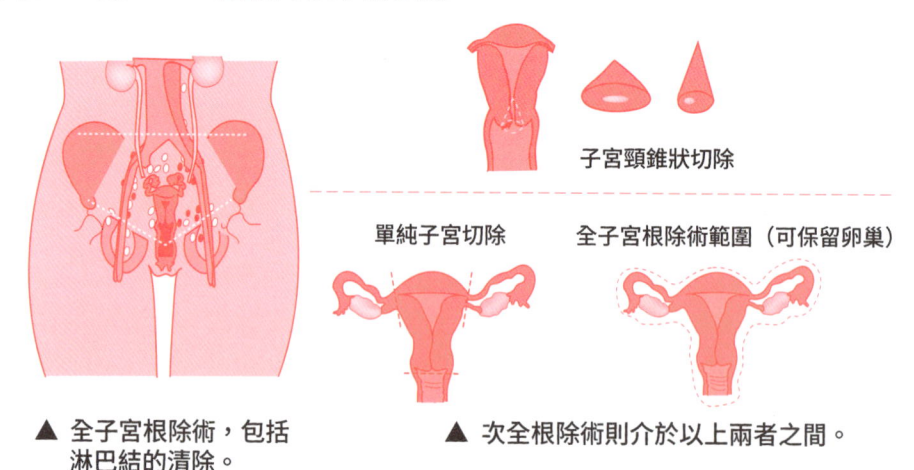

腸道　膀胱　癌

子宮頸錐狀切除

單純子宮切除　全子宮根除術範圍（可保留卵巢）

▲ 全子宮根除術，包括淋巴結的清除。

▲ 次全根除術則介於以上兩者之間。

2. 放射線治療（俗稱電療）

利用放射線對患部治療，適用於早期、晚期子宮頸癌病人，對於早期的子宮頸癌，放射療法與手術療法效果相似，但因易有放射線造成卵巢萎縮，影響周圍器官，也較易影響將來的性生活，所以Ⅰ～Ⅱa以手術為主，Ⅱb以上以放射治療為主。如病人年齡太大或屬晚期的癌症病人，則選擇放射線治療。

3. 化學療法

使用化學藥物治療使癌細胞萎縮消失。這對於癌細胞已有轉移而無法做手術，或術後有高風險復發或轉移追加治療，或合併追加放射線療法。

五年存活率

- 零期即原位癌：近乎100％
- 一期：80～85％
- 二期：60～65％
- 三期：25～35％
- 四期：8～14％

總之早期發現、早期診斷、早期治療根除，婦女們應找合格的醫師做定期的婦科檢查，以求預防和治療癌症的最有效方法。

子宮頸癌前期病變治療

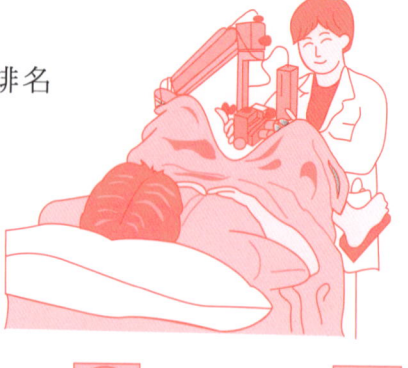

子宮頸癌是我國婦女癌症發生率排名第8位，每年約有1500個新病例。由於子宮頸癌發生前有所謂的癌前期病變，即細胞化生不良（dysplasia），或稱子宮頸上皮內腫瘤（CIN, cervical intraepithelial neoplasm）或稱鱗狀上皮內細胞病變（SIL, squamous cell intraepithelial lesion），因此有機會在變成癌症之前，藉由抹片、陰道鏡、切片等方法早期診斷出來，接受簡單的治療，就有很好的預後。如果每年定期做抹片，可以在零期癌（原位癌）之前就可發現病變。抹片是收集子宮頸剝落的上皮細胞檢驗，有不正常細胞時，需接受陰道鏡及小切片檢查，只有切片才能真正診斷子宮頸病變。有時小切片無法確定診斷時，可能需要圓錐大切片才能進一步確定。

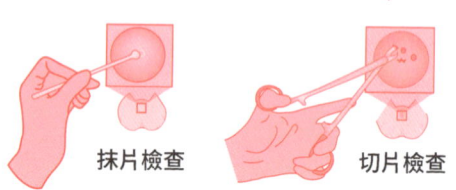

子宮頸上皮細胞變成腫瘤細胞時稱為化生不良，嚴重程度可區分如下：

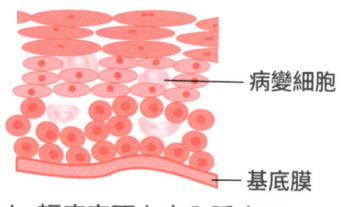

1. 輕度化生不良（輕度子宮頸上皮內腫瘤CIN1）

腫瘤細胞長在上皮內1/3的厚度。第一期（Ⅰ）：癌細胞已穿過基底膜，但仍侷限在子宮頸內。另外，還會根據癌細胞侵入的深度及腫瘤的大小，再細分成4小期（Ia1、Ia2、Ib1、Ib2）如第166頁。

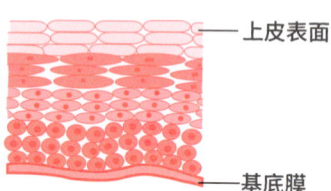

2. **中度化生不良（中度子宮頸上皮內腫瘤CIN2）**

   腫瘤病變細胞達上皮內2/3的厚度。

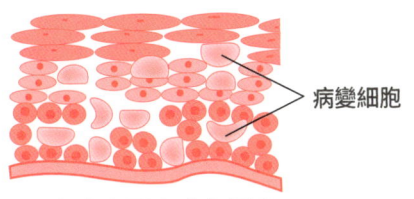

3. **重度化生不良（重度子宮頸上皮內腫瘤CIN3）**

   腫瘤病變細胞占據整個表皮。

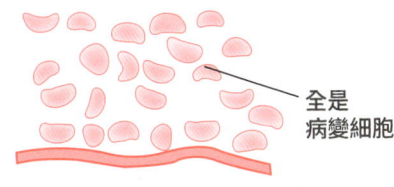

4. **原位癌（CIS）**

   整個上皮已被腫瘤細胞完全取代，目前已逐漸不再使用，一併歸為重度子宮頸上皮內腫瘤。

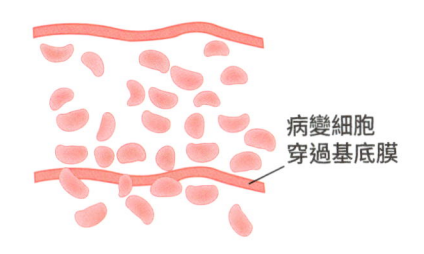

   另外，1988年美國訂的名稱叫做「鱗狀上皮內病變」（SIL），又分成低度（LSIL）和高度（HSIL）兩種，前者包括人類乳突病毒感染（HPVI）以及CIN1，後者則包括了CIN2及CIN3。這些都是癌前期的病變，不是真正的癌症，若腫瘤細胞穿過基底膜侵入皮下組織，才是真正的子宮頸癌。

▲ 中度宮頸上皮內腫瘤CIN2 —— 病變細胞

▲ 重度子宮頸上皮內腫瘤CIN3 —— 全是病變細胞

病變細胞穿過基底膜

子宮頸前期病變的治療

1. 一般CIN

較為良性，大部分會自然恢復正常，CIN2和CIN3事實上並不易完全區分，而且同樣容易惡化，都需要比較積極的治療。

2. 輕度子宮頸上皮內腫瘤（CIN1）和人類乳突病毒感染（HPVI），即低度鱗狀上皮內病變（LSIL）

此類病灶有57％會自然恢復正常，不需要進一步處理，而以抹片作為追蹤，每3～6個月做一次，必要時再做陰道鏡。可以選擇定期追蹤，或可做人類乳突病毒檢查（HPV typing），如有高度致癌病毒感染的話，才做子

宮頸錐形切除或線圈電切術（LEEP）。也有人主張直接給予雷射、冷凍、電燒。LEEP是用一個線圈狀的金屬，通電後將變性區做個小小的全面切除，只需兩、三分鐘即可完成，切除比較淺層的子宮頸組織，但仍涵蓋了容易長癌的整個變性區，出血少，又不影響日後懷孕。

3. 中度及重度子宮頸上皮內腫瘤（CIN2、CIN3），即高度鱗狀上皮內病變（HSIL）

應該進一步做子宮頸圓錐大切片，一方面是治療也是診斷，因為小切片可能未切到最嚴重的地方。CIN2、CIN3界限並不是非常分明的，應同等看待，一般施行治療性的子宮頸圓錐切除手術即可，可用傳統子宮頸錐形切除（conization）或新型線圈電切術（LEEP）做錐形切除。除非有其他的婦科疾病需要，全子宮切除並無特別幫助。如果切下的組織邊緣乾淨，日後追蹤即可，但若無法乖乖地進行追蹤檢查的話，則子宮切除會是比較好的選擇；反之，如果切片的邊緣還有異常細胞，且仍考慮生小孩者，可再做一個更大範圍的切片，看結果如何再做定奪。若不再生育，則子宮切除會是個明智的抉擇。

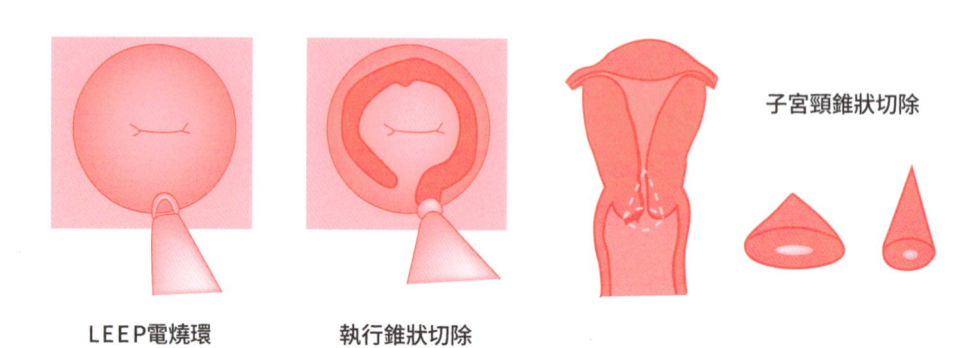

LEEP電燒環　　執行錐狀切除　　　　　　　　　子宮頸錐狀切除

4. 另外較少見的零期腺癌（AIS）

由於病灶大多位在子宮頸內口，錐形切除較無法完全切除乾淨，一般以子宮切除較為安全，但尚未完成生育任務的女性，可以採用大切片加子宮內頸搔刮，若都沒問題，就可以繼續定期追蹤。

結語

由正常演變成CIN1約是1～2年的時間，變成CIN3則約5年。至於變成癌的機率，CIN1只有1％，CIN2為5％左右，CIN3約為15％。大多是由CIN1→2→3→癌的循序漸進式的變化，但也有跳躍式前進的可能，所以定期抹片檢查是預防子宮頸癌的不二法門。如果發現癌症前期病變，經適當的處理方法，預後十分良好，不論只做子宮頸錐形切除，或單純子宮切除，只要病變區已切去，邊緣沒有異常細胞，則治癒率都趨近百分之百；即使發現復發，大多數也都只是癌前病變。

預防勝於治療：人類乳突病毒DNA鑑定和疫苗的發展

現在醫學界認為人類乳突病毒藉由性行為而被帶入婦女的體內，它會寄生在子宮頸或陰道的上皮，病毒會引起細胞增生。良性的增生可能產生扁平疣或尖疣（俗稱菜花），不好的增生會引起細胞病變，由輕度、中度逐漸轉變為重度病變，甚至子宮頸癌。人類乳突病毒有多種亞型，有些亞型引起扁平疣或尖疣，與子宮頸癌的關係不大，有些不引起病變，這些稱為低危險群。有些亞型與子宮頸癌關係更密切，例如第16、18、31、33等亞型，所以我們稱之為高危險群，有高達90％的子宮頸癌或前期癌的患者身上可發現高危險群的病毒。

在抹片上若看到人類乳突病毒的感染，一般有60％左右的人，其病灶可以自動修復為正常，因此不需要太早介入，但是這一群病人常常寢食不安，怕病情有急速的變化。現在更可以利用新的技術來偵測人類乳突病毒的種類，對於早期診斷子宮頸病變又多了一項利器。子宮頸抹片若與人類乳突病毒DNA亞型鑑定合併使用，可以偵測是否有人類乳突病毒感染，也可檢查是否為高危險群的病毒，以降低抹片的假陰性率。

子宮頸癌和人類乳突病毒HPV16及18關聯密切，尤其是占最多數

的扁皮上皮癌已被公認為感染人類乳突病毒（HPV）而轉變為子宮頸癌。

　　本書預防重於治療的理念。目前國內外均積極投入子宮頸癌疫苗研究計畫，期望能透過預防疫苗問世，減少人類乳突病毒感染，降低子宮頸癌對婦女的威脅。其主要是利用基因工程技術將人類乳突病毒的外衣製成類病毒顆粒疫苗，將疫苗打入人體，可刺激人體免疫系統，使之產生抗體，對於預防子宮頸癌有更進一步的功效。加上類病毒顆粒疫苗不帶任何病毒基因，不具危險性。

　　現階段國外的臨床試驗也都表示，接種子宮頸癌疫苗的確可以有效預防人類乳突病毒第16型和18型的感染，甚至除預防感染外，也可以預防第16型和18型相關的子宮頸癌前病變。當然在國內各醫學中心也積極投入適合國人的疫苗，因為國人常見的病毒亞型是52型，期能帶來新曙光。

　　人類乳突病毒DNA鑑定為子宮頸癌的早期診斷開了一個遠景，疫苗的研究也正逐漸釐清病毒與子宮頸癌的關係，希望能更早一步阻止它的發生。目前國內外已有子宮頸癌疫苗正式應用在臨床中。

卵巢癌

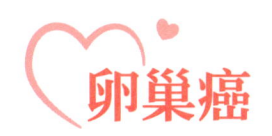

　　卵巢位於子宮的兩側，主要功能是製造卵子及女性荷爾蒙。卵巢癌占臺灣婦科癌症第 2 位，約 3.8 / 100,000，僅次於子宮頸癌。一般好發於 40 ～ 70 歲婦女，其中又以惡性的生殖細胞腫瘤最容易發生於 20 歲左右的病人，而卵巢上皮細胞癌則主要發生於 40 歲以上的婦女，但年輕的女性也有可能，它也是最常見的卵巢癌之一。卵巢癌的腫瘤依其不同的細胞而區分，上皮細胞腫瘤最多占 65％，生殖細胞腫瘤居次占 20 ～ 25％，性腺基質癌排第三占 6％，另外也有由其他癌症轉移過來的。其擴散方式，一般經由惡性細胞直接擴散到骨盆腔和腹腔內的其他器官組織，癌細胞就像播種一般散出去，其他還有從血液、淋巴腺等擴散方式。

卵巢癌的危險因子

　　引起卵巢癌的確切原因不明，但是已發現的危險因子有：

1. **年齡**：超過 50 歲的女性。
2. **未曾懷孕、生育子女數少**：由於「不斷的排卵」會使荷爾蒙維持在高濃度中，對卵巢上皮細胞造成慢性的刺激，另外在排卵期卵巢表皮會進行修補，也容易產生不正常的細胞。
3. **有卵巢癌家族遺傳病史**：如具有乳癌抑癌基因 BRCA1 或 BRCA2 或 P53 的基因突變

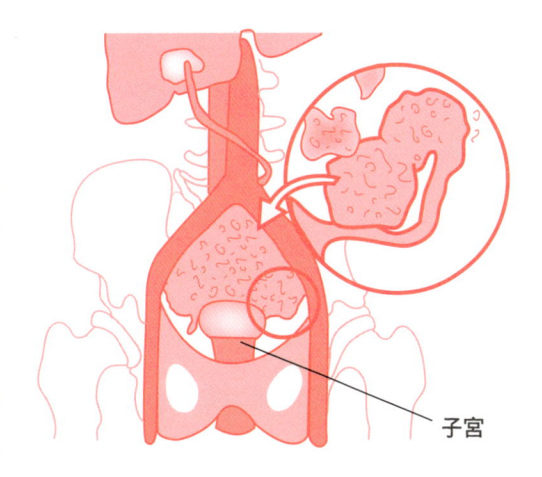

▲ 卵巢癌也容易經由淋巴血液轉移出去。

子宮

（但華人占極少數），則有高達 17 ～ 50％的機會。由於遺傳性卵巢癌發生年齡較早，因此在 30 歲以後，應定期接受篩檢，如果發現異常，須接受預防性的卵巢切除。若家族中有一名的一等親屬罹患卵巢癌，其罹患率約為 2 ～ 3 倍，若有兩名以上則為 5 ～ 10 倍。

4. **曾得過乳癌或有家族史者**：發生卵巢癌的危險性增高。
5. **曾受過輻射線或工業用石綿污染的病人。**
6. **肥胖**：嗜食高脂食物者。

反之，使用口服避孕藥及輸卵管結紮者發生率減低。

常見的臨床症狀

最初的卵巢癌，通常沒有任何的症狀表現，這也是為什麼卵巢癌的死亡率會一直居高不下的主因。根據統計，有 2/3 的卵巢癌發現時，癌細胞都已經擴散出去。其發生率雖然比子宮頸癌來得低，但致死率卻高居婦科癌症的首位。

當逐漸長大的腫瘤壓迫到鄰近的器官時，一些輕微的症狀就會出現，但是常常被誤以為是消化道的症狀，如下腹部脹痛、消化不良、噁心嘔吐、食慾不振，導致體重下降。當腫瘤大到足以壓迫腸子或膀胱時，便會引起便祕及頻尿，假設腫瘤持續長大，有些病人甚至可以自己摸到腫瘤。較晚期的病人，則可能會出現腹水的現象。

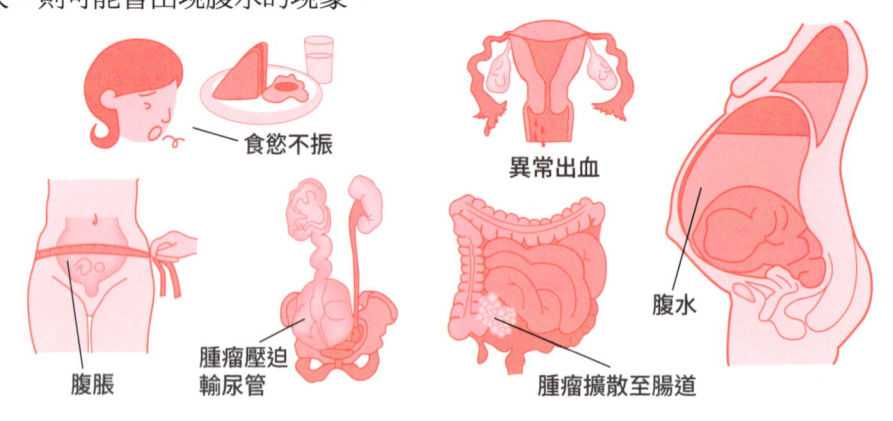

食慾不振

異常出血

腹脹

腫瘤壓迫輸尿管

腫瘤擴散至腸道

腹水

另外，除非發生破裂，不然急性腹痛的症狀較為少見，又卵巢癌也會造成月經異常的情形。因此如果妳一直覺得腹部不適，卻又遲遲找不出病因時，可進行骨盆腔內診、腹部或陰道超音波檢查。一旦發現卵巢腫大或呈現囊腫，就要小心求證。

卵巢癌的治療

目前沒有非常有效的篩檢。一般建議婦女每年應進行一次骨盆腔和超音波的檢查，另外可做癌症指標CA125的抽血。當有所懷疑時可進一步利用電腦斷層或核磁共振。若無法排除卵巢癌之疑慮，則應進行剖腹探查，在手術中進行冷凍切片，以確定是否為卵巢癌。若確定為卵巢癌，其治療可以分為四方面：

1. 減積切除手術

包括卵巢、子宮、輸卵管的切除，腹水及腹腔沖洗的細胞檢查，骨盆腔、主動脈旁的淋巴結採樣，大網膜及盲腸的切除和任何可疑之處，盡量將腫瘤清除乾淨。另外，根據切除的標本進行病理檢查，才可以真正確定癌症的範圍，並知道為第幾期。若初次無法達到理想的清除，可先進行化學治療，再執行一次清除手術，或完成治療後安排檢查，直到所有檢查都認為沒有可疑的跡象。一般會考慮二次剖腹探查，直接觀察並取出一些組織來確定是否有殘存的癌細胞。若還有癌細胞，需要繼續接受治療，但目前為止一般不認為二次剖腹探查術會影響病人的存活率，除非有更好的化學藥物。根據手術結果可判斷分期：

第四期遠處轉移了，例如到肺部
第三期 到了腹腔
第二期 到了骨盆腔
第一期 僅在卵巢上

- 第一期：癌症仍侷限於卵巢。
- 第二期：癌症已侵犯到其他骨盆腔的組織。
- 第三期：癌症已侵犯到腹腔內。
- 第四期：已擴散轉移到遠處。

當然更詳細的分期是根據SIGO國際婦產科醫學會的規定。此外，由於腫瘤很容易侵入腸道，時常需要進行小腸或大腸的手術，有些甚至需要做人工造口術，因此在卵巢手術之前應該做好徹底的灌腸準備。

2. 化學治療

一般通過靜脈或腹膜腔內給藥，若有肝轉移有時須考慮經動脈給藥，化療通常為開刀後的輔助性治療，目的是希望把殘存的癌細胞消滅。大約3～4週實行一次，至少需要六次。化療常見的副作用是噁心和嘔吐、血小板降低。

- 注意：只有少數低度惡性或分化良好的第一期A上皮細胞癌可以不進行化學治療外，其餘大多需要切除兩側卵巢、子宮和進行術後化療。

3. 放射線治療進行局部加強

如開刀後可能仍有癌細胞殘存在骨盆腔的患者，可採用放射線治療來殺死癌細胞。

完成手術、化療或放射線治療後，應接受追蹤檢查，包括理學檢查、癌症指數的抽血檢查、X光、骨盆腔及腹部的電腦斷層或核磁共振。一般每隔3個月檢查一次。卵巢癌是容易復發的癌症，基本的原則是手術再加上化學治療。目前統計5年的存活率，若是分期為第一期者一般有超過90%的5年存活率（唯分化不良、特殊細胞種類者較差）；第二期為60～70%，第三期為15～30%，而第四期也有10～15%的機會。因此若是下腹部不舒服、不明腸胃症狀或有卵巢囊腫、不正常的陰道出血時應立即求診，以求早期發現病變，早期診斷及治療。

子宮內膜癌

子宮內膜癌顧名思義是從子宮體的內膜產生出來的癌症。它占婦女癌症總數的 7％，占女性生殖道惡性腫瘤的 20～30％，與子宮頸癌、卵巢癌並稱為女性生殖道的三大惡性腫瘤。在美國是最常見的癌症，大約有 13％ 的婦女癌症是子宮內膜癌，在臺灣因為日益西化的飲食和生活型態，發生率也逐漸增加，是僅次於子宮頸癌的婦科癌症，但死亡率卻逐年下降，主要是由於子宮內膜癌在早期治療時可以有相當良好的治癒率。

好發於 50 歲以上或更年期的婦女，其惡性程度隨年齡而增加，最常發生的平均年齡為 61 歲，占 75％，但有 5％ 病例在 40 歲以前發生，20％ 在停經前發生，故在任何年齡若有不正常的陰道出血或月經量異常者皆應考慮此症之可能性，尤其是發生停經後陰道出血更應立即就醫。

子宮內膜癌的危險因子

子宮內膜癌的發生往往與肥胖、未婚、未育、糖尿病、高血壓、乳癌等有關，尤其與女性荷爾蒙（雌激素）的關係非常密切，因此應徹底了解其好發因素，才能早期發現，並加以治療。

1. **肥胖者**：在 1960 年代就發現子宮內膜癌患者的平均體重比標準高 13％。到 1980 年肥胖與子宮內膜癌的關係得到了進一步確認，因為過多的脂肪組織會產生過量的雌激素，造成過度刺激子宮內膜引發癌症。
2. **糖尿病患者**：危險性增加 2.8 倍。
3. **高血壓患者**：危險性增加 1.5 倍。
4. **同時患有肥胖、糖尿病和高血壓者**：肥胖、糖尿病和高血壓常會並存，患有此三種疾病的中老年婦女罹患內膜癌的機會將大大增加，更應小心。

5. **月經失調患者**：子宮內膜癌患者中經期紊亂、量多者是正常女性的3倍。月經失調多因卵巢不能正常排卵而引起，導致體內欠缺有效的黃體素來制衡及穩定雌激素，使得子宮內膜增生病變，最終可能引起癌變。如「多囊性卵巢症候群」就是排卵功能不良，子宮內膜癌的年輕患者大多和它有關。長期不規則出血，藥物調經效果不佳，越是接近更年期子宮內膜病變機會越高，應使用超音波檢查子宮內膜的厚度後，再考慮進行子宮內膜切片來確定診斷。

6. **初經早與停經遲者**：女性有月經的年齡延長，增加雌激素刺激子宮內膜的機會。

7. **未生育者**：受地位、壓力等因素的影響，現代女性常不育或晚育，要當心子宮內膜癌多發生於未生產或不孕症患者。

8. **卵巢疾病患者**：多囊性卵巢症候群，或是功能性卵巢腫瘤等疾病都會造成雌激素對子宮內膜的長期刺激。

9. **長期使用雌激素的患者**：長期使用雌激素也會導致子宮內膜癌發生，其危險程度與服用的劑量、時間的長短、是否併用黃體素、中間是否停藥，以及病人的特點有關。另外，乳癌患者常會使用Tamoxifen，雖然對乳癌有抑制作用，但對子宮卻有刺激性。

10. **子宮內膜增生的患者**：它是子宮內膜癌的前期病變，依細胞異常嚴重程度由輕至重分別有1％、3％、8％、29％的機率會演化成癌症，但它的治療比起子宮內膜癌簡單許多。

11. **有家族史的人**：家族成員中有類似疾病者，也會使罹患子宮內膜癌的機率增大。

12. **合併子宮肌瘤或子宮肌腺症（瘤）**：不要以為經血過多或異常出血只是良性腫瘤所引起的，子宮肌瘤或子宮內膜異位症（腺瘤）有高達1/5會合併子宮內膜的病變，尤其是子宮內膜異位症有0.7～1％會合併癌症，其中最常見的就是子宮內膜癌。在臨床上絕大部分的患者，多是經

過子宮內膜切片才發現子宮內膜癌。也有子宮肌瘤或腺瘤（症）接受子宮切除或肌（腺）瘤摘除手術之後才發現子宮內膜癌，而因此必須接受第 2 次的手術。
13. **骨盆腔曾受到放射線暴露**：原來也被認為是危險因子，但最近的研究報告並不支持這個看法。
14. **食物中含有高蛋白質及脂肪**：尤其是動物性蛋白質及脂肪，比較容易得子宮內膜癌，而素食者得到子宮內膜癌的機會較小。

常見的臨床症狀

1. **陰道出血**：90％有異常陰道出血，5％則無症狀。更年期及停經後之出血，尤其是在沒有使用任何荷爾蒙之情況下，更應立即查明原因。統計指出停經後出血的婦女有 10％是子宮內膜癌，不可不慎。
2. **帶有血絲及異味的分泌物增多。**
3. **腹痛、子宮積膿、貧血**

如何診斷子宮內膜癌？

目前並無有效而明確的篩檢，唯有進步的陰道式超音波檢查以及新型態的基因檢測；惟尚未普及。

1. 若有異常出血先進行陰道超音波檢查，可以看到子宮內膜之厚薄及異常，若內膜增厚到一定程度，就應採子宮內膜切片。
2. 簡單的內膜切片檢查，也有利用簡便的細長抽吸管，伸入子宮腔抽取內膜，雖然方便快速且疼痛輕微，但有時因抽取的組織不夠或未取到異常的組織可能導致診斷錯誤。
3. 較理想的方式是子宮內膜搔刮術，有 90 ～ 98％的正確診斷，可以將整個內膜組織都刮下來檢驗，對於息肉或子宮內膜增生，也有治療的效果，缺點是必須要麻醉，不過約 5 分鐘就可完成。

4. 子宮鏡也是方法之一，藉由內視鏡進入子宮腔中，能更精準切除可疑病灶並化驗。

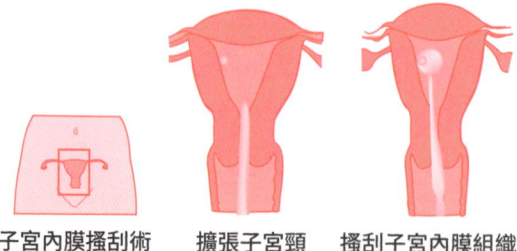

子宮內膜搔刮術　　擴張子宮頸　　搔刮子宮內膜組織

5. 對於子宮內膜搔刮手術未發現具體病理變化的病例而言，使用子宮腔鏡加上直接切片檢查可以提高診斷率，在臨床分期上可分為：

- **零期**：內膜癌只侷限於子宮內膜。
- **一期**：內膜癌侵襲只侷限於子宮體。
- **二期**：內膜癌侵襲子宮體及子宮頸，但未穿越子宮頸。
- **三期**：癌侵襲已穿出子宮體，但未超越骨盆腔。
- **四期**：癌侵犯已越過骨盆腔或到膀胱、直腸之黏膜甚至轉移到遠處器官。

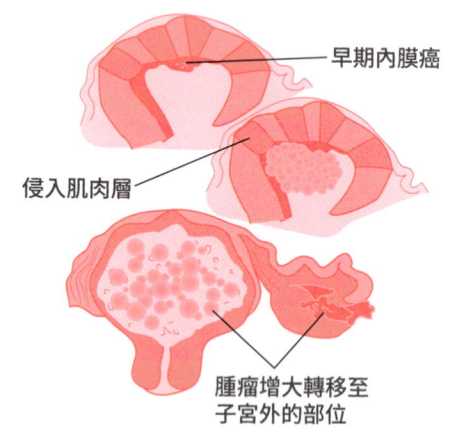

早期內膜癌
侵入肌肉層
腫瘤增大轉移至子宮外的部位

子宮內膜癌的治療

目前公認採行的是國際婦產科聯盟FIGO在1988年提出的手術分期系統。一般而言是以手術為主，再根據手術分期與組織分化的程度決定是否輔以放射治療或其他治療，治療方式有下列數種：

● 單純手術治療

1. **子宮及兩側子宮附屬器切除，淋巴取樣或切除完整分期手術**：子宮切除後要先檢查癌組織對子宮肌層和子宮頸的侵襲程度，再決定對骨盆或主動脈旁淋巴做取樣或摘除。

   極早期的子宮內膜癌，如果癌細胞分化良好，甚至可以考慮使用荷爾蒙療法保留子宮。隨著微創手術的概念逐漸推廣，腹腔鏡的運用越來越廣。好處是傷口小、復元快、住院天數少。而在婦癌的應用上，以早期的子宮內膜癌最為成熟，腹腔鏡完整的分期手術也躍居治療的首選，若是病患已完成生育計畫，可以腹腔鏡手術做完整的子宮、卵巢、骨盆腔淋巴組織切除，而且預後與傳統剖腹手術沒有差別。

2. **子宮根除手術**：子宮根除手術同時摘除所有骨盆腔淋巴腺的治療方式至今仍有爭議，因為切除範圍較廣，應可減少癌症復發的機會，但並不比單純子宮切除後再追加電療的預後佳。

● 單純放射線治療

腔內（經陰道）放射線治療，並加上整個骨盆腔外照射。

● 合併手術和放射線治療

1. **術前放射線治療**：術前接受放射線治療，先使病灶萎縮，防止癌細胞擴散，可以減少復發的機會。
2. **術後放射線治療**：術後電療可以減少日後陰道復發的機會。

● 荷爾蒙及化學治療

1. **黃體素**：多數子宮內膜癌的發生和女性荷爾蒙有關，一些分化良好的內膜癌對黃體素治療的反應多半不錯。
2. **化學療法**：若手術放射治療或黃體素治療不彰，或復發轉移才考慮。

子宮體惡性肉瘤

子宮的癌症可分為兩大類，分別為子宮內膜癌與子宮體惡性肉瘤，而子宮體惡性肉瘤遠比子宮內膜癌少得多，臨床表現、散布轉移方式、治療與子宮內膜癌都不同，但也是最最惡性的，占子宮的惡性腫瘤2～6％，有接受過放射線治療的病人罹患的機率較高，約為正常人的5倍。一般可分成平滑肌肉瘤Leiomyosarcoma（LMS）、子宮內膜基質性肉瘤Endermetrial Stromal Sarcoma（ESS）、同質性和異質性的惡性苗勒氏混合腫瘤Malignant Mixed Mullerian Tumor（MMMT），以及其他少見的類型，LMS和MMMT約各占40％，ESS占15％，其他的肉瘤則約5％左右。

子宮肉瘤的分期

- 第1期：癌細胞局限於子宮內膜層，或侵犯子宮肌肉。
- 第2期：子宮頸內口上皮腺體受到浸潤，或皮下間質層受到浸潤。
- 第3期：癌細胞侵犯子宮外黏膜層、子宮旁組織或腹水中有癌細胞，或侵犯到陰道、骨盆腔或主動脈旁淋巴結。
- 第4期：侵犯到膀胱或大腸黏膜、遠處轉移或腹腔內及鼠蹊部淋巴腺。

正式的分期是以FIGO（國際婦產科學會）子宮內膜癌的分期為基礎，並記錄細胞分化程度，如下表：

子宮肉瘤分期（同子宮內膜癌）

Stage	Grade	浸潤範圍
Ia	G123	癌細胞侷限於子宮內膜層
Ib	G123	侵犯子宮肌肉層小於1/2
Ic	G123	侵犯至子宮肌肉層且大於1/2
IIa	G123	子宮頸內口上皮腺體受到浸潤
IIb	G123	子宮頸之皮下間質層受到浸潤

Stage	Grade	浸潤範圍
IIIa	G123	細胞侵犯子宮外黏膜層、子宮旁組織或腹水中有癌細胞
IIIb	G123	癌細胞侵犯到陰道
IIIc	G123	癌細胞侵犯骨盆腔或主動脈旁淋巴結
VIa	G123	侵犯到膀胱或大腸黏膜
VIb	G123	遠處轉移或腹腔內及鼠蹊部淋巴腺

● 平滑肌肉瘤 Leiomyosarcomas（LMS）

好發在45～53歲，在停經前罹病者比在停經後罹病者的存活率較高。好發在非裔美籍的婦女身上，且預後也較差。曾經接受骨盆腔放射線治療者，約有4%的發生機率。一般子宮肌瘤轉變成肉癌的機率約為0.13～0.81%。症狀包括陰道出血、骨盆腔疼痛或壓迫等症狀。因此若是發現子宮快速變大（尤其是停經後）要高度懷疑是否為平滑肌肉瘤。子宮內膜切片診斷率低，但仍有1/3機率會發現。平滑肌肉瘤的存活率為20～63%（平均47%），腫瘤細胞的有絲分裂數目被認為是較可信的惡性指標，分裂數目較少較良性，數目越大於較惡性，預後極差。

● 子宮內膜基質性腫瘤 Endometrial Stromal Tumors

常見於停經前後約45～50歲，約有1/3發生在停經後的婦女身上，與曾經接受骨盆腔放射線治療無關。其常見症狀包括不正常的子宮出血，以及腫瘤造成骨盆腔疼痛，當然也有完全無症狀的。子宮內膜切片是診斷的方法之一，但常被認為是子宮平滑肌瘤而接受手術，在術中或經病理檢查才發現的，特徵是子宮腔內充滿柔軟、顏色呈灰白到黃色的壞死和充血性的腫瘤。另外，根據細胞的有絲分裂性質、血管侵犯和疾病的預後，可將子宮內膜基質性腫瘤分成三種類型：

1. endometrial stromal nodule：侷限在子宮的單獨性病灶，沒有淋巴和血管的侵犯，是良性的腫瘤。

2. **low-grade stromal sarcoma 或 endolymphatic stroma myosis**：復發時間較晚，且大部分屬於局部的復發。但通常有40％已蔓延出子宮腔，但大多還侷限在骨盆腔內。治療是經腹部切除子宮及兩側輸卵管、卵巢，並切除所有肉眼可見的腫瘤。

3. **endometrial stroma sarcoma**：為高致死率的腫瘤。治療方式為手術輔以放射線或化學治療，或合併三種治療。

● 惡性苗勒氏混合腫瘤 Malignant Mixed Mullerian Tumor

MMMT為肉瘤（sarcoma）和癌（carcinoma）混合組成的。大部分發生在停經後婦女，有7～37％的病人曾接受骨盆腔放射線治療。主要症狀是停經後出血（約佔80～90％）、骨盆腔疼痛、陰道異常分泌物。腫瘤除了對子宮肌肉的侵犯，最常轉移到骨盆腔、淋巴結、腹腔、肺、肝臟等。瘤擴散的程度決定預後的情況，不幸的是有40～60％的病患在診斷時腫瘤的擴散通常都已超過子宮。一般5年存活率僅有20～30％。

子宮肉瘤的治療

第1、2期以手術或放射線治療為主，手術包括切除子宮及兩側輸卵管、卵巢和骨盆腔淋巴腺，或輔以化療；第3期最好的治療是手術、放療及化療；第4期採混合性化學治療。子宮肉瘤的復發率相當高，即使治療時腫瘤只在局部範圍，仍有1/2的病患有復發的可能，至少有50％的復發會超出骨盆腔。

● 手術治療

早期的子宮肉瘤治療首先是剖腹探查（exploratory laparotomy），儘可能切除腫瘤，及評估疾病所處的期別（staging），手術以腹部直切的方式，使上腹部和骨盆腔能有較清楚的視野，手術時需仔細檢查腹腔，尤

其是骨盆腔和主動脈旁的淋巴結，有任何懷疑處均需切除或切片、細胞學檢查（cytologic washings）。若無法證實癌細胞的侵犯超過子宮體，則TAH是標準的手術方式，多數病患會同時切除兩側卵巢，除非是停經前的leiomyosarcoma病患或45歲以前low-grade ESS的病患，否則可以考慮保留卵巢的功能。Stage II則建議進行子宮根治手術，再根據手術和病理的發現，考慮是否需加輔助的化學或放射線治療。

● 放射線治療

有許多研究顯示手術前或手術後輔助性的放射線治療，有助於降低骨盆腔的復發，以及提升病患生活品質，尤其是ESS和MMMT（但不包括LMS）未轉移的病患。

● 化學治療

子宮肉瘤（uterine sarcomas）是一種少見的腫瘤，它來自於子宮的中葉成分mesenchymal element，所有的子宮肉瘤均會有遠處轉移、高復發率和預後差的傾向，因此手術的處置適用於所有種類的子宮肉瘤，對晚期疾病的手術，也是儘可能地切除肉眼可見的腫瘤，此類惡性肉瘤最近治療的趨勢，是先以局部治療方式如手術去除大部分的病兆，再輔以化學治療，雖然化學治療對子宮肉瘤的反應不盡理想，但仍是一線生機與希望。

妊娠滋養層細胞疾病（葡萄胎）

小美在懷孕三個月時，突然感到肚子疼痛，陰道不斷的出血，於是趕緊入院治療，但流產出來的不是胎兒，而是一串串像葡萄水泡的癌細胞。這種症狀稱為「妊娠滋養層細胞疾病」，起因為胎盤絨毛的滋養層細胞異常增生，可能變成絨毛膜腫瘤，最嚴重的情況為絨毛癌。它可能發生在之前的正常或不正常懷孕，甚至在流產或子宮外孕之後都有可能。它的特性與惡性腫瘤很像，容易迅速增生，局部侵襲，遠處轉移。此疾病的治療方式和臨床分期，與其他生殖器官腫瘤有很大的不同，近40年來它的診療與預後改變很大，主要是對化學治療反應很好。

發生原因及擴展方式

在東方國家較為常見，在東南亞及臺灣比例特別高，約是美洲地區的3～10倍。臺灣女性發生率平均約3／1000。個人方面，葡萄胎發生率為1／196，侵襲性葡萄胎為1／996，而絨毛癌為1／657。

通常是由兩個精子與一個卵子結合產生的異常受精卵，無法發展出正常的胎兒，而持續增長造成。開始時葡萄胎通常侷限於子宮腔內，漸漸的會侵犯子宮體，使得子宮體破裂而造成嚴重的腹內和陰道出血；有些經由血液轉移，如肺部、子宮頸、陰道、陰唇、腦部、中樞系統、肝臟、腎臟和腸胃道等。

型態

絨毛膜腫瘤在臨床上常見有四種不同的型態：

1. 葡萄胎

是一個良性的疾病，只侷限在子宮腔中，可分為：

- 完全性葡萄胎：一般為雙套染色體46XX，少數為46XY。特徵有絨毛

呈廣泛性水腫，增大；絨毛外的滋養層細胞增生；絨毛中的血管消失，無胎兒及胚胎組織。
- **部分性葡萄胎**：大部分為三套（triploid），染色體為69XXX、69XXY或69XYY。特徵為只有局部的絨毛水腫，滋養層細胞局部增生，而且有胎兒或胚胎組織。但是存活的胎兒常有嚴重的先天畸型。

2. 侵入性葡萄胎
為葡萄胎侵犯到子宮體的肌肉層，大約占葡萄胎中的15～30％。

3. 胎盤位滋養層細胞腫瘤
類似絨毛癌，惡性度較小，較少出血及壞死，這類腫瘤的主要治療方式為手術。

4. 絨毛膜癌
絨毛構造已不可見，滋養層細胞侵襲子宮肌層及血管，造成遠處轉移及出血、壞死。最常侵犯處為肺、腦、肝、骨盆及陰道等。大約有50％的絨毛膜癌是由葡萄胎後產生的，有1/4的絨毛膜癌是由自然流產後產生的，1/4的絨毛膜癌是在正常懷孕後產生。

患病的危險群
1. 孕婦母親年紀小於20歲或大於45歲。
2. 高產次罹患率較高，但也有人認為無關。
3. 低社經地位及營養狀況差較易得病。
4. 前次得病，此次亦為高危險群。
5. 葡萄胎中有0.5～2.6％為反覆發作者，且以後易得侵襲性葡萄胎及絨毛癌。
6. 有前次流產或兩次以上連續自然流產經驗者。
7. 病人及丈夫的血型為AB、O型。

常見的臨床症狀

在初期常被診斷為先兆性流產或不完全性流產，並伴隨著初期懷孕的不正常症狀，如陰道出血、下腹部的疼痛、血壓的升高、過度的嘔吐及噁心、子宮異常增大以及沒有胎兒的心跳。大約有80～90%會發生子宮異常的出血。有時出現類似甲狀腺機能亢進，因為人絨毛膜促性腺激素（hCG）有微弱刺激甲狀腺的作用。

若有轉移病灶產生，如轉移到肺部會造成咳嗽、咳血、胸痛和呼吸短促；侵犯到小腸或腸胃道則會造成慢性出血和貧血。另外若已轉移到腦部更會出現神經上的症狀，如：四肢無力、麻痺、中風或昏迷等。

如何診斷妊娠滋養層細胞疾病？

1. **血中 hCG 濃度**：絨毛膜病變的診斷和其他的惡性腫瘤有很大的不同，是因為它有一個準確性非常高的腫瘤指標——人絨毛膜促性腺激素（hCG），有時並不一定要有病理的切片判讀。這個激素在正常懷孕時會上升，在 9 週時達到最高，之後逐漸下降。若抽血檢查，發現此激素異常上升，即表示有問題。

2. **超音波**：葡萄胎在婦科超音波下，呈現特異性的「雪花樣」或「蜂巢狀」，有經驗的醫師一看即知。

3. **病理診斷**：有時陰道排出胎塊，或做子宮腔搔刮，轉移病變處切片便可診斷。當懷疑有絨毛膜腫瘤時，則必須進行全面性的身體檢查（胸部X光、電腦斷層），包括：骨盆腔、腹部、肝臟和腦部，確定是否有轉移的病灶。

常用臨床分期法
（主要是藉以評估預後及決定所需之化學治療藥物）

1. 國際婦產科聯盟分期法（目前較使用）
   Ⅰ 腫瘤只有在子宮內　　　Ⅱ 腫瘤擴展子宮兩側結構
   Ⅲ 腫瘤侵犯到肺　　　　　Ⅳ 其他處之遠處轉移
2. 預後之臨床分類法：分轉移、非轉移二群。轉移群再區分低危險及高危險者。
3. 世界衛生組織（WHO）預後評估系統。

治療

　　一旦診斷出有葡萄胎，就應該儘早做子宮抽刮手術，將子宮腔清乾淨。術後再以hCG值追蹤，若指數下降不理想，還要加上化學治療。侵入性葡萄胎的患者，若已不再生育，可施行子宮切除術。當懷疑為絨毛膜癌症時，宜使用吸取式子宮頸擴張搔刮術，若病人已不需保有生育能力時，當然也可考慮將子宮切除。

　　治療前先以預後評估系統加以評估其危險性，確定疾病為低度或高度危險性的癌症，再選擇追加適當的化學藥物治療。若轉移病灶有出血或感染的併發症，可以考慮加上手術治療；腦部轉移，則要加上放射治療。

1. 低風險群

　　採取單一的化學治療藥物（Methotrexate或Actinomycin D），一般都有相當好的反應。

2. 高風險群

- 肝臟或腦部的轉移。
- 血中β-hCG的指數高於4萬單位。
- 懷孕後4個月以上才得到診斷。
- 對於以前的化學治療反應不佳者。

　　此類病人需要較強且常混合多種藥物的化學治療，可以選擇MAC或

EMA-CO的化學藥物治療，經過化療後若血中的懷孕指數降至正常，則仍需治療三個週期。

預後

1950～1960年代是手術治療的時期，其緩解率約為50％。1960～1980年代，滅殺除癌錠（methotrexate）開始應用於此病的治療，其緩解率為70％左右。目前先以預後評估系統計算其危險性，依其危險性施予不同的化學治療，緩解率可達90％左右。一般中、低危險度者，幾乎都可達到緩解；高危險度者較差，約在50％。而最近使用藥物EMA-CO來治療也改進高危險度者的預後，使整個妊娠性滋養層細胞腫瘤都有痊癒的機會。最嚴重的絨毛膜癌死亡率已由過去無化學治療時期的90％降至20～30％，其中死亡多因腦部轉移有關。

追蹤與懷孕

治療期間及治療後，hCG都是非常重要的追蹤指標。起初每週一次，到完全正常三次之後，改為每月追蹤一次，共一年。一年內要使用保險套或口服避孕藥避孕，而避孕藥的使用，目前仍有爭議；避孕器則不適合，因裝置不當易造成出血與腫瘤，再次引發出血混淆。第二年，每3個月抽血一次，若數值一直正常，則以後每6個月追蹤一次hCG值。下次懷孕時，初期即應做超音波以排除再發的可能性，並每6週追蹤一次hCG。懷孕是件值得高興的事，但有時卻要付出可觀的代價，絨毛膜腫瘤就是其中一例。另一方面，這也是個高治癒率，且尚可保留生育力的疾病。

Chapter 06 找回健康──婦科微創性手術應用

認識腹腔鏡手術

一般女性都害怕開刀,但是當體內有長腫瘤或因其他的原因,而不得不選擇開刀時,當然都希望盡量選擇有效且較為保守的手術,同時手術的傷口能夠越小越好,恢復的時間也能越快越好。近年來快速蓬勃發展的腹腔鏡手術技術,可以輕鬆地達成所有女性對婦科手術這方面的期望。

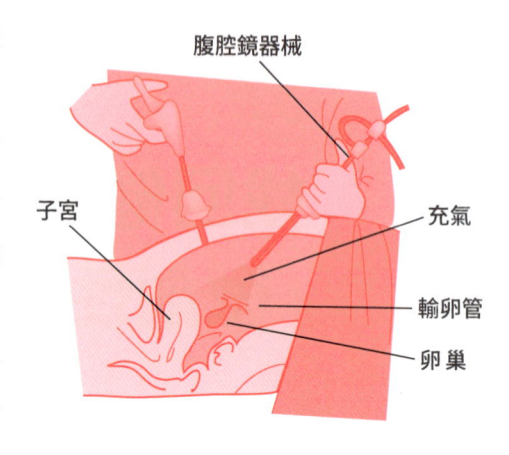

▼ 開腹術

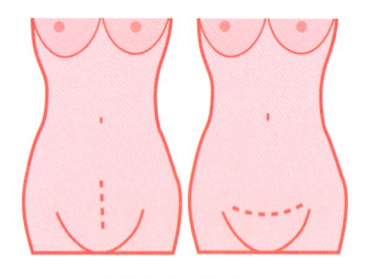

傳統開腹手術傷口

▼ 腹腔鏡手術

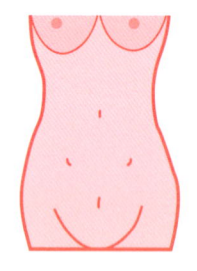

有時肌瘤較大或較多,會斟酌將此傷口延伸為3~4公分的迷你剖腹傷口,以利取出肌瘤及縫合子宮

傳統的開腹式手術,一定要開離腫瘤直徑大約1.5倍的傷口才能將腫瘤取出,換句話說,若是妳有長一個8公分的肌瘤,就有可能需要開一個12～15公分的傷口,醫師才能成功取出肌瘤。但現在的腹腔鏡手術,只要在肚子上打1～4個0.5～1公分的小洞,利用特殊的機器將二氧化碳灌入腹腔造成人工氣腹,將腹腔撐開並以特製的攝影機及手術器械,如剪刀、夾子、電燒等便可以完成手術取出,病人住院的時間也從原來的一個禮拜大幅

縮短為3天，甚至1～2天左右就可以出院，以下僅就腹腔鏡手術的優缺點及術後需注意事項做一個簡單的介紹。

三種腹腔鏡介紹

因為科技技術的進步，腹腔鏡已有更多元的發展及作法，大致分類如下：

1. **從腹部的標準腹腔鏡手術：**傳統腹腔鏡會有3～4個0.5～1公分的小傷口，現在更精進到單孔完成。

2. **從陰道自然孔進行腹腔鏡手術：**優點是腹部沒有傷口，疼痛感更少，住院天數略低。缺點是手術時間較長，再加上全程是經陰道操作感染率稍高。不過，調整使用抗生素的劑量可以克服這個問題，另外需要特殊器械，所以費用較高。更重要的是，適應症的評估更嚴謹，除評估腫瘤大小之外，最好過去沒有開過刀，以免沾黏影響手術。而且過去曾有自然產經驗為佳，陰道較有空間與延展性來操作手術。

3. **經腹部的達文西腹腔鏡手術：**隨著科技進步，經腹的腹腔鏡手術更進步到所謂「達文西手術」，包括機械手臂，以及手術控制台及精密影像系統，手術醫師坐在操作台前，透過鏡頭看見3D立體影像，高解析度的視野顯微放大鏡頭，透過精密的感應器，操作精密準確的機械手臂執行手術，穩定性極高。

不過，經歷多年的研究統計，2019年2月美國FDA發佈目前證據顯示達文西在婦科或癌症治療上跟腹腔鏡比較並沒有優勢。達文西手臂最早設計是為了泌尿科手術，發展至今僅有兩種手術被認定與腹腔鏡相比有優勢，分別是**攝護腺手術以及部分腎臟切除手術**。

國內達文西使用普遍，與達文西手臂進價成本高且維持不易有關，醫院購入此高昂設備自然要盡量使用，以致從婦科手術到疝氣都有使用達文西手術。持平言之其實達文西應用在需長時且複雜的手術才能彰顯其優點，否則在常規婦科手術似有醫療浪費之嫌。

腹腔鏡應用於檢查上

1. **不孕症檢查**：有時肌瘤較大或較多，會斟酌將此傷口延伸為 3～4 公分的迷你剖腹傷口，以利取出肌瘤及縫合子宮可看輸卵管是否暢通，子宮及兩側卵巢是否有沾黏及子宮內膜異位症等狀況，若有可一併治療。
2. **子宮外孕的檢查**：若是有內出血未能確認子宮外孕診斷的病人，可先用腹腔鏡進行檢查，若確定為子宮外孕，再進一步直接接受手術治療。
3. **女性生殖器官先天性異常**：如雙子宮、雙角子宮等，也可經由腹腔鏡了解先天女性器官異常的情況，並加以治療。

腹腔鏡應用於治療上

1. 可運用於子宮外孕手術、子宮內膜異位症手術、一般卵巢腫瘤、子宮切除、子宮肌瘤切除、骨盆鬆弛重建（如子宮脫垂、陰道側壁脫垂等）與尿失禁手術。
2. 目前以腹腔鏡手術進行婦科癌症，如子宮頸癌、子宮內膜癌、卵巢癌等仍有爭議，保守派學者認為腹腔鏡手術不易擴清殘餘的癌細胞，因此不應拿來做為惡性疾病的治療，但在擁護腹腔鏡手術的學者眼中，認為現在腹腔鏡手術已進步到比傳統手術能夠更清楚、更有效地擴清骨盆腔內癌細胞的效果。

就目前文獻報告，早期的子宮內膜癌的應用最為成熟與被接受，病人的預後與傳統手術無異。而應用於子宮頸癌，則尚未經過大規模研究的肯定，而在卵巢癌方面，**轉移與散播的途徑較特殊，常有廣泛性的骨盆腔、腹腔腫瘤病灶**，故腹腔鏡的應用更少了。

● 腹腔鏡手術的優、缺點

優點	缺點	適應症、禁忌症
1. 傷口小： 腹部只留下0.5～1公分的1～4個小傷口。 若是經陰道的腹腔鏡手術則無傷口。	1. 需要熟練的技術與優良的設備： 腹腔鏡手術是一個很精細的操作手術，它必須協調手眼及機械的操作，因此醫師需要有相當的經驗，才能完成手術，而不至於有所遺漏或合併症的產生。	適應症： 1. 良性婦科腫瘤的切除 2. 子宮外孕的治療 3. 卵巢囊腫的治療 4. 骨盆內黏連剝離 5. 子宮內膜異位症燒灼治療 6. 輸卵管結紮
2. 疼痛減少： 傷口小自然疼痛的時間少、恢復也快。	2. 並非適用於所有病例： 有些手術如腫瘤較大，或惡性可能，或以前曾經接受過其他手術、腹部有沾黏的情況等，不一定適合做腹腔鏡手術，甚至也有些病人原擬以腹腔鏡手術進行，但手術中間發現沾黏厲害，而臨時改成傳統開腹式手術的人也有。	禁忌症： 1. 惡性腫瘤（已有所突破） 2. 腫瘤太大，妨礙腹腔鏡的視野 3. 嚴重的腹內黏連 4. 心肺功能不佳，不適全身麻醉者
3. 住院天數少： 一般傳統開腹式手術需住院7天，腹腔鏡手術一般術後3～5天就可出院，有些門診檢查腹腔鏡，甚至不需住院，當天可回家。	3. 花費較高： 由於腹腔鏡手術可能會使用一些專用的器材，而現行健保有些手術項目並未給付腹腔鏡技術或耗材，因此必須額外負擔一些耗材的額外費用。另外，也會使用一些防沾黏的材質，以避免骨盆腔沾黏及事後的後遺症等，此時可運用私人醫療保險或自費方式以彌補現行健保的不足，提升醫療品質與安全。	

腹腔鏡手術後可能有不適的狀況

1. **肩膀痠痛**：因手術時需將二氧化碳打入腹中，造成人工氣腹，因此手術後雖然將氣體排除，但仍可能有部分的氣體或手術中的血水殘留在腹部中，造成腹部橫隔膜或腹膜刺激而引起二肩痠痛的情況。一般在休息後，氣體經由腹膜吸收消失後就會恢復正常。

2. **腹部脹痛**：雖然腹腔鏡腹部傷口減小，但在腹部有小型的打洞傷口的部位，仍可能有部分脹痛或不適的狀況。因此術後應配合醫師照顧傷口，並且盡量避免食用一些產氣性的食物，例如：豆類、蕃薯、花椰菜等，可以減少腹部脹氣的情況。飲食在術後一週之內，也應盡量選擇清淡及不油膩、刺激辛辣的為主。

3. **腰痠背痛**：腹腔鏡手術時，有可能需要將雙腳架在腳凳上，並且採取頭低腳高的姿勢。病人在手術當時是有麻醉的，所以完全不會有任何不適，但手術過後、麻醉消退後，可能會出現腰痠背痛及肌肉僵硬的情況。一般手術後多休息或配合痠痛的局部熱敷後就會獲得改善。

4. **陰道出血**：有些手術如腹腔鏡協助式全子宮摘除，可能要從陰道擺一個器械將子宮抓住，以操縱子宮的方向，方便手術進行，因此手術後可能會有些微陰道出血的現象。另外，就算是單純的囊腫手術後，也有可能影響荷爾蒙的分泌而產生暫時性的異常出血與亂經的現象，一般請醫師開立藥物過後，應該就會慢慢改善。

5. **喉嚨腫痛**：一般腹腔鏡是採全身麻醉，因此必須插入氣管內管，以協助病人在完全放鬆的狀況下，由機器協助病人呼吸，待手術完成、麻醉稍退後會將氣管內管取出，但是病人在術後的頭1～2天喉嚨仍會有乾痛或沙啞的情況產生，一般只要多喝水、少說話，2～3天內喉嚨腫痛的狀況就會有所改善。

手術前後我該和醫師討論什麼？

● 手術前妳應該知道

1. **手術的方式與切除範圍：** 不同的疾病有不同的切除範圍，應與醫師討論卵巢是全部還是部分切除。若是將肌瘤摘除是部分摘除還是摘取整個子宮、是否要合併卵巢方面的治療、術後是否要進一步進行膀胱懸吊或陰道整形等其他手術，以及手術的切除範圍等。
2. **大約需住院天數：** 以便預估何時能出院及需請假休養多久。
3. **手術相關的危險性與可能的併發症。**

● 手術後妳應該了解

1. **手術中實際切除了哪些部分：** 有時手術前預定切除的部分，在手術中因為有其他意外的發現，可能切的比較多或切的比較少，妳應該清楚的了解自己身體的器官哪些部分有動過手術、哪些有治療好、哪些尚未完全、哪些問題尚為解除，仍需後續追蹤治療的部分。
2. **病理切片報告：** 妳所切除的部分，醫師都會送交病理醫師做進一步切片報告與確定腫瘤的性質、擴散範圍及後續是否要加做其他治療。一般這樣的報告在術後約一週左右會出來，妳可向醫師詢問是在出院前就可看到報告，還是出院後需至門診回診才能看到病理切片的。另外，建議向醫師索取一份病理切片報告的副本，以做為日後個人資料之用。
3. **手術後是否有其他特別需注意的事項：** 像是何時回診、如何照護傷口、是否要加做其他的藥物或治療等。

4. **診斷證明：**有些病人有個人特殊的醫療保險，或跟公司請假住院開刀需要診斷證明書等等，都可以在術後一併跟醫師說明，並且在出院前盡量請醫師開立好，在出院時可一併帶走，以免臨時忘了什麼證件，事後還要再回到醫院掛號才能拿到診斷證明，這樣會浪費妳寶貴的時間。同時有私人醫療保險的病人也可跟妳的保險業務員請教那些檢附的單據，才能領到理賠。

腹腔鏡與子宮鏡的比較

近年來快速蓬勃發展的內視鏡手術，較傳統的開腹式手術，傷口小且恢復時間較快，目前婦科手術應用較廣的有腹腔鏡手術和子宮鏡手術。而腹腔鏡手術只要在肚子上打1～4個0.5～1公分的小洞或經陰道自然孔的腹腔鏡，利用特殊的機器將二氧化碳灌入腹腔造成人工氣腹，將腹腔撐開以特製的攝影機及手術器械去操作手術，就好像開怪手、吊車在房屋外頭施工整修。

陰道、子宮頸和子宮的相對關係有點像走廊、房門和房間的結構，一般婦產科超音波，甚至腹腔鏡的檢查有點像從房子外頭去觀察整個房子的結構。基本上它可以掌握到大部分結構上的異常性，但是仍有一些病變是在子宮腔內且較微小的，由房子外頭看不出個所以然來，所以就乾脆走進房間裡一探究竟，這也是子宮鏡的原理。利用內視鏡器械經由走廊房門進入子宮腔（房間內部），可以看個清楚同時也可順便做處理，就像是直接進入房間裡頭施工，腹部並無傷口。

20年前的子宮腔鏡只侷限在做為診斷子宮腔異常的工具，但近年來隨著材料技術的進步，使子宮鏡在子宮腔手術上大放異彩，避免了許多傳統較侵入性的婦科手術，如子宮切除。目前臨床應

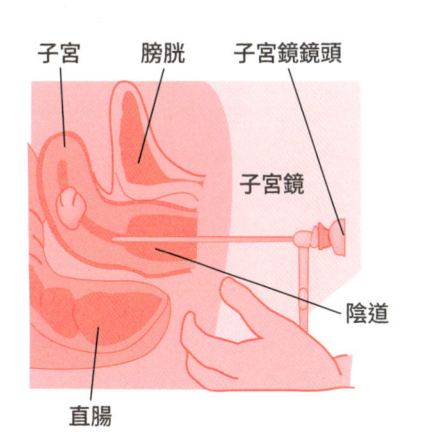

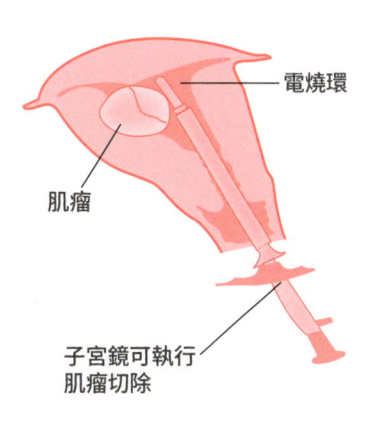

用仍以診斷為主，占八成左右。其中檢查對象以月經異常最多，筆者曾經有一位年輕病患，雖有明顯的月經週期，但其餘時間幾乎每天都有滴滴答答的出血。經過多家醫院的各項檢查並無特殊發現，而藥物治療也毫無效果，因此我特地安排了子宮鏡檢查，發現在子宮腔中有三個約不到1公分的小息肉，並加以切除，解決了她一年多來的惡夢。

這是由於超音波對子宮腔內較小病灶的診斷率較低。其次是習慣性流產，雖然習慣性流產以基因染色體異常為較常見的原因，但子宮腔結構的異常也是可能的因素，就像房間內有問題當然住起來就不舒適，如肌瘤、息肉或先天子宮畸型。

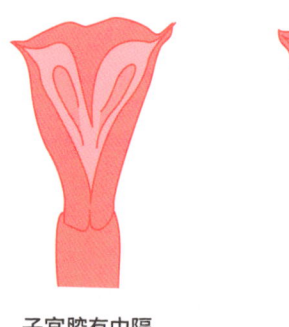

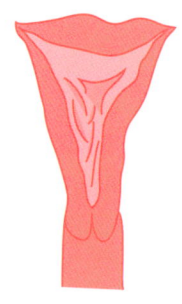

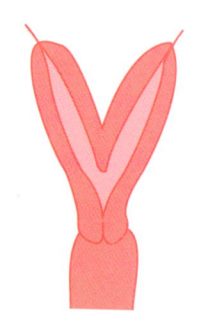

子宮腔有中隔　　　子宮腔沾黏　　　雙角子宮

另外，不孕症理由如前所述相仿。也有因早期胚胎壞死感染、子宮內膜結核菌感染、做過人工流產手術及肌瘤切除、子宮整型及剖腹生產等，都有可能發生嚴重的子宮內膜炎或纖維化沾黏的現象，常導致經量少甚至無月經及不孕。

目前治療的部分則以子宮腔的肌瘤及息肉切除，子宮內膜燒灼及子宮腔內沾黏分離為主要項目。子宮鏡是經由陰道進入，肚子沒有傷口，所以對患者的傷害極低，恢復時間也快，大多都不需住院。但它仍是需要麻醉的侵入性手術，多少還是會有一些風險，包括子宮穿孔、出血、感染或子宮腔灌注液引發的副作用，但發生的機會很低。子宮腔鏡的進步，對診斷子宮腔異常有很大的幫助，也減少許多開腹的手術，為目前婦科微創手術的一大利器。

子宮鏡手術

子宮鏡手術最常見的應用，以及用冷刀熱刀的選擇：

● 內膜息肉狀病灶切除手術

經血是由子宮內膜腔排出，所以在子宮腔的病變雖小但極容易引發月經異常，常見的病變有宮內膜息肉，內膜增生病變、子宮肌瘤、或是子宮內膜癌，常常造成月經異常。有時是滴滴答答很久，有時是月經量大。一般超音波可以判斷息肉或肌瘤，也有再用診斷性子宮鏡直接觀察確認。

在診斷性子宮鏡之前，在某間醫學中心曾爆發過極大的爭議，有些患者未經超音波檢查即被安排子宮鏡檢查，因此引發濫用的疑慮。然而，超音波由訓練有素的醫師或技術師檢查，大多可以診斷出來。當然，若要更精準的診斷，可再做診斷性子宮鏡檢查。它不需麻醉，在門診檢查室即可完成。除了可看到子宮息肉、子宮肌瘤是否壓入子宮腔，以及子宮壁剖腹產傷口癒合不良的缺口。尤其，對於子宮內膜腔沾黏的情況，診斷準確度遠超過超音波。但若超音波清楚看見明顯的息肉病灶，通常就不太需要診斷性的子宮鏡。

內膜細胞的病變增生或是癌症則需手術切除後進行病理檢查，於病理科化驗才能得知。若是長期經血異常，影響生活品質，或是息肉狀病灶超過1公分，或是影響懷孕，則子宮鏡切除是較佳的選擇。

另外，少數仍用老式的子宮內膜搔刮術。缺點是因為無法直接看到病灶位置，無法精準切除，且易清不乾淨，容易傷到正常內膜組織。

子宮內膜是子宮腔每個月準備給受精卵著床的床墊。沒懷孕時每個月就換一張，脫落就是月經。因此，在進行任何手術時，特別是有生育考量時，千萬注意保護內膜。

門診手術性子宮鏡切除子宮內膜病灶手術，最常見為息肉。需淺度全身麻醉，需至開刀房執行，也有少數說不需麻醉，但偶有疼痛誘發子宮收縮，影響清除的完整性。

子宮鏡主要分成三種手術：

1. **標準子宮鏡電燒切除**：這種方法能夠完全切除息肉，但也容易因電燒的熱效應破壞子宮內膜。

2. **標準子宮鏡環刀冷切或冷刀抓取鉗**：使用抓取鉗時，由於其大小限制，較大的息肉無法清除得很乾淨。此外，也可以採用環刀冷切方式處理較大的息肉，對內膜的傷害性極小，只需要醫師更多的耐心與時間。

3. **自費專用子宮鏡冷刀**：這種方式速度較快，能夠將息肉削成碎片並吸出，對內膜的傷害性最小，但費用相對較高。

若無生育需求，其實環刀冷切或電燒切割均可。有時對於經血量大或貧血嚴重的患者，醫師可能會額外進行內膜燒灼，以減少經血量。

然而，若有生育需求，建議採用第二或第三種方式，即標準子宮鏡環刀冷切或自費專用子宮鏡冷刀，以保護子宮內膜。對於有經驗的醫師而言，兩者對內膜的影響差異不大。專用冷刀的手術時間相對較短，可縮短1/2～2/3的操作時間。當然，若經濟許可，可考慮使用專用冷刀子宮鏡，但需額外支付器材費用4～5萬。

另一重點是，使用冷刀子宮鏡切除的病灶可以直接通過管道全部吸取到專用標本袋中。相比之下，一般的子宮鏡手術無法同時切除和吸取，有些病灶組織可能會隨著水流排出而被遺漏，這會導致送檢病理化驗時的完整性稍微差一些。

● 子宮鏡子宮黏膜下肌瘤切除手術（需住院）

若有生育考量，強烈建議採用自費專用子宮鏡冷刀。因為肌瘤組織較硬，標準子宮鏡環刀無法有效切割，必須使用電燒，但會對內膜造成傷害。而專用冷刀則可以迅速削除肌瘤，且不會產生熱效應對內膜的損傷。

若無生育考量，則標準子宮鏡已足以解決問題。但若經濟許可，也可考慮使用自費專用冷刀子宮鏡，不過仍需支付額外的器材費用4～5萬。

我真的需要切除子宮嗎？

在美國，子宮切除術是僅次於剖腹產最常被施行的手術，子宮無用論加上子宮生殖系統的病痛是主要的原因。近來會謹慎評估子宮切除手術是否的必要性。事實上，只有當手術的好處明顯地超過對身體的負擔及功能的損失時，才適於接受手術。

子宮是孕育胎兒的所在，而卵巢才是女性內分泌的器官，在完成生育後，子宮雖有週期性的月經，卻沒有實際的用處。近年來由於醫療水準的進步，目前子宮切除是相當安全的手術，手術後不會影響性生活。若保留卵巢，對女性的內分泌機能也沒有影響。然而不能因手術的安全、痛苦很少，沒有不良後果，就切除子宮。如果沒有清楚的診斷，就不應該接受子宮切除術。

過去常是因為流血和疼痛等症狀，進行子宮切除術，而非為了疾病。當治療的目標是要停止這些症狀時，醫生需要知道在子宮切除術進行以前，在症狀後面的真正問題是什麼。如果患者本身還有許多其他疾病，將會使手術更具風險，必須加以考慮，若患者的生活形態無法讓自己獲得良好的靜養，也要多方面評估。

當建議做子宮切除術時，探究疾病診斷的細節就相當重要，並非所有癌症、肌瘤就一定需要子宮切除術。精確地找到符合這些醫療專業的標準和條件才是真正的關鍵，如單純因內分泌失調所引起的月經過多症而沒有子宮腫瘤，可以用女性激素來控制。而在生理上沒有症狀，在組織上也不會轉變成惡性的良性腫瘤就可以繼續觀察，如很小的肌瘤，可能在停經後萎縮消失，不妨隔幾個月追查一次而不必忙著開刀。

為挽救生命而做的子宮切除術，主要是產科合併症，例如：子宮破裂、胎盤植入子宮壁，甚至造成穿孔、產後子宮收縮不良而藥物無效的大出血等，但是若有其他有效且較溫和的治療方式時就不應該做子宮切除術。癌症包括子宮頸癌、子宮體癌及大部分的卵巢癌等都有做根治性手術的必要，其範圍就不只是單純的子宮切除術了，然而產科合併症與癌症並不是最常見的原因，以下說明最常見的適應症。

● 子宮肌瘤

　　子宮肌瘤是女性最常發生的骨盆腔腫瘤，至少有20％生育年齡的女性會有，40歲以上可能40％有肌瘤，而絕大多數是沒有症狀，且99.5％以上是良性的。肌瘤不一定需要手術，只有在產生臨床症狀時才需要手術。症狀與位置及大小有關，最常發生出血與壓迫等症狀，在肌肉層內的肌瘤過大時，會使子宮腔表面積增大，發生月經過多。

　　位在子宮內膜下的肌瘤，即使只有一、兩公分大小，也可能造成月經過多或持續性的出血，常會導致貧血。任何位置的肌瘤過大時，都會造成壓迫症狀，例如：壓迫膀胱而發生頻尿；壓迫後方直腸而造成便祕或排便頻繁。肌瘤並不常造成經痛，但當肌瘤過大、血流供應不足時內部會壞死而造成骨盆腔疼痛。

　　不是所有的肌瘤一發現就要馬上開刀。是否要做手術切除，是根據腫瘤的大小，以及是否會造成臨床上的症狀來做決定。小而沒有症狀的肌瘤可以定期追查，如果不會長大也不會產生新的肌瘤就可以不動手術。大於14週懷孕大小的肌瘤雖無症狀，建議以進行手術切除為宜。已完成生育的女性可以考慮子宮切除術，沒有完成生育或在心理上不能接受子宮切除可以單純切除肌瘤。靠近更年期的女性常常會因卵巢功能衰退、發生不排卵性的月經，有時出血不定期、量大、時間長，不見得是原有的肌瘤所造成，應當釐清出血是否和腫瘤有關，才能決定手術或藥物治療。性腺釋激素類似物

（GnRHa）藥物注射是抑制卵巢產生雌激素，進入停經的狀態，可使子宮肌瘤萎縮，但效果短暫，停藥後易復發。另外，新的治療方式包括子宮血管栓塞、腹腔鏡肌瘤切除合併血管減液術。

● 子宮肌腺症

肌腺症是經痛和月經過多最常見的原因，它也會造成不孕，這是因為子宮內膜組織侵入肌肉層，會使得子宮變大、變形及變硬，而月經來時侵入肌層的組織也會造成出血而疼痛，主要症狀為嚴重的經痛、月經量越來越多。肌腺症對藥物治療不佳，如症狀越來越嚴重就應考慮切除子宮。

對已經完成生育的患者，子宮切除是一種合理的治療方法；若尚未完成生育，也有改良治療（四合一雞尾酒療法）得以保留子宮，包括：

1. **減積療法**：用手術耐心切除病灶並保留正常組織。
2. **子宮血流減液術**：切除的病灶越多，子宮完整性就越差，出血量也越多，如此可減少出血及併發症。
3. **子宮神經燒灼**：增加緩解經痛的效果。
4. **卵巢冬眠療法**：GnRHa 注射抑制卵巢產生雌激素，進入停經的狀態。

腺瘤與正常組織沒有明顯的界線，術後可藉此來消滅殘留的病灶，並降低復發的機會，但需持續追蹤，以確保未來無復發的可能性。

● 子宮下墜

大約占子宮切除術的 16%。多產的婦女容易發生陰道壁的鬆弛，造成膀胱、尿道和直腸前壁的膨出，以及子宮的脫垂。尤其到了停經期後，缺乏女性激素，鬆垂的程度和症狀會更加嚴重。

是否需要手術治療，則完全看症狀的輕重而定。膀胱、尿道的膨出常造成尿失禁，噴嚏、咳嗽、大笑，甚至跑步就會造成漏尿；直腸前壁的膨出如果影響排便的順暢，就應當進行修補手術；比較嚴重的膀胱膨出，應考慮經

陰道切除子宮，使手術的效果更好。

子宮脫垂可分成四個程度，第一度是子宮頸位置比平常低；第二度是子宮頸已降至陰道的入口；第三度是子宮頸已落在陰道之外；第四度是子宮及整個陰道都脫出體外。子宮脫垂通常會造成骨盆沈重、下墜及痠痛的感覺。第三、第四度的子宮脫垂甚至會造成行走不便或排尿的困難。因此第二度以上的脫垂，就應考慮經陰道作子宮切除術，同時做陰道前後壁的修補術。

當然，未完成生育的婦女有子宮脫垂，可以做子宮懸吊骨盆重建手術以減輕症狀，等到生育完成後，再視必要的情況進行子宮切除術。子宮下垂有時也會阻礙腸道的運動。若子宮會往陰道下垂，使子宮頸暴露在身體外並不斷受到刺激，會造成發炎感染，一再影響到生活品質時，也有其他手術的選擇，例如：子宮托或子宮懸吊骨盆重建手術。

● 功能失調性出血

是指沒有任何器官的病變，單純因內分泌失調所造成的子宮不正常出血，月經過多、天數過多（一般是指出血超過8天以上）、次數過頻，或不規則的出血，需要使用護墊的數量和頻率增加，長期慢性失血容易造成貧血，急性的大量出血也可能導致休克。雖然很容易就會發生以上的現象，但須小心謹慎的評估和決定，若未經過完整的評估檢查，就不應該接受子宮切除術。

功能失調性出血常見於青春期少女與停經前期的婦女，多數的人對於荷爾蒙治療的效果都很好。年長一點的婦女，必須做子宮擴刮術，檢查子宮內膜是否有惡性病變。少數一再出血，對藥物治療效果不彰，且不再生育的患者才考慮做子宮切除術。

● 骨盆腔炎症

嚴重的骨盆腔發炎，造成卵巢或輸卵管的膿腫，應考慮切除子宮及兩側發炎的器官，但由於多種新的抗生素問世及患者較早就醫，使得骨盆腔發炎可以得到控制，因嚴重的膿腫而必須切除子宮的病患已經很少。

● 子宮內膜異位症（子宮外的病兆）

較嚴重的子宮內膜異位，造成多處內膜囊腫、黏連，會有下腹痛的症狀，尤其是經痛、性交疼痛，單用藥物治療的效果不彰，必須加上手術。如果是未完成生育或因子宮內膜異位而不孕的婦女，應該接受保守性的手術治療——只切除病灶，同時重整輸卵管、卵巢等，以增加受孕的機會。如果已經不想生育，應該考慮做根除性的手術，即切除子宮及兩側卵巢囊腫等，以解除痛苦。

● 產科的嚴重併發症

為挽救生命而做的子宮切除術，主要是產科發生合併症，例如：子宮破裂、胎盤植入子宮壁，甚至造成穿孔，以及產後子宮收縮不良、對藥物罔效的大出血、流產後發生嚴重的敗血症等。醫生為了挽救病患的生命，有時不得不做緊急手術，切除子宮。但必須解釋清楚，並先嘗試其他的方式。

● 生殖器官的癌症

大約10％的子宮切除術是由於癌症的緣故，如子宮頸癌、子宮肉癌、子宮絨毛上皮癌、子宮內膜癌、卵巢癌等，或為鄰近器官癌症擴散轉移過來，通常都是要進行子宮切除的。此時盡量根除病灶，以避免復發最為重要。各種婦科癌病的子宮切除，在手術的範圍、技術及手術後的照顧上，都與一般良性疾病的子宮切除有所不同。卵巢及輸卵管癌某些第一期的癌就不需切除子宮，而子宮絨毛上皮癌，主要是靠化學療法，若失敗才需切除子宮，膀胱

或大腸癌擴散到子宮，或是子宮會阻礙手術切除，才會進行子宮切除術，至於子宮頸的癌前病變（包括所謂零期癌症）通常可以用局部手術，毋須切除整個子宮。因限於篇幅，不在此詳細說明。

● **慢性骨盆疼痛**

疼痛必須要持續6個月以上，診斷性腹腔鏡手術也沒有特別發現，且疼痛嚴重到足以妨礙正常的生活，當然在子宮切除前一定要先經過其他的治療。

正確的子宮切除手術

子宮切除前，應有完整的婦科檢查，包括做子宮頸防癌抹片，若是接近更年期的異常出血，也應排除子宮內膜癌病變的可能性。許多人認為子宮與性功能息息相關，卻忽略了子宮的功能是用來孕育胎兒，再加上目前並無充分的醫學證據，來證實此一說法。另外女性激素是由卵巢分泌的，單一切除子宮並不會影響內分泌的功能。

在切除子宮的同時是否要切除卵巢，則視卵巢是否有病變及功能等因素而決定。接近50歲的女性，卵巢功能逐漸衰退，而發生惡性腫瘤的機會也逐漸增加，通常在子宮切除時，可一併切除卵巢、輸卵管。若切除子宮的原因為子宮脫垂、膀胱膨出，則以經陰道切除並同時修補陰道壁的效果較好。

● **手術前的準備**

1. 醫師會說明子宮切除的原因，以及手術後復原的情形。
2. 手術前一日麻醉師會來訪視，以了解妳身體一般的情況，選擇合適的麻醉方法。
3. 手術前應清洗沐浴，特別是下腹部、肚臍及陰部，使皮膚易於進行消毒。

4. 為了麻醉的安全，手術前至少要禁食 8 小時，包括不可飲水。
5. 手術前夕可使用輕劑量的鎮靜藥物，以幫助安睡。

● 手術後須知

1. 子宮切除手術所需的時間通常在 1～2 小時之間。在恢復室中觀察直到完全清醒，通常需要 2～3 個小時，才回到病房。
2. 如手術後傷口疼痛，可以要求使用止痛藥物，適量的使用對傷口癒合沒有影響。
3. 手術後第一天，在床上應多翻身改變姿勢。次日盡可能下床活動。
4. 最初幾天臥床時，應保持頭高臀低的姿勢，使腹腔內的滲出液容易排出體外。
5. 全身麻醉後，喉嚨常會發生疼痛、發癢、多痰。宜多漱口，盡量把痰咳出，以減少肺部併發症。
6. 麻醉藥效消失後，只要沒有嘔吐現象，隔天即可飲用少量水，只要腹部不覺得漲，就可以進食流質。待排氣後，方可進食半固體或固體食物。
7. 手術次日，護士會為妳取掉導尿管，應起床自行小便。如小便有困難，應立即告知醫生、護士。
8. 手術後 24 小時，醫生會為妳打開傷口敷料，使傷口保持乾燥易於癒合。除非滲出物過多，否則不須再蓋敷料。
9. 普通的子宮切除術只需在手術當天的前後，靜脈給予抗生素以預防傷口的感染。之後不需繼續使用消炎藥。如果手術前有骨盆腔炎症，則須使用抗生素一段時期。
10. 三天之內有輕微發燒為身體正常反應，應多喝飲料補充水分。
11. 子宮切除後，陰道會有點狀出血和少量滲出液，4 週內會自行停止。
12. 出院後一週、四週應回門診複查傷口，一般 6 週後即可恢復房事。

各式子宮切除術的優缺點：

術後比較	經腹部或經陰道自然孔、達文西腹腔鏡、腹腔鏡子宮切除術	腹部切口式手術	陰道進行之子宮切除術
住院天數	2～3天	4～6天	3～4天
恢復時間	1～2星期	4～6星期	3～4星期
美容效果	1～4個小痕跡或腹部無傷口	10～15公分疤痕	無明顯疤痕
疼痛	微小的	重大的	中等的
處理其他骨盆腔疾病	極佳	極佳	有限
卵巢切除的可行性	容易	容易	困難或不可能

骨盆腔生殖器脫垂

　　骨盆腔鬆弛是造成生殖器脫垂的主要原因，子宮的支持韌帶與骨盆底的肌肉群維持生殖器、膀胱及直腸等都能固定於正常位置，不致於下墜或脫垂，一旦這些支持組織發生鬆弛，則以子宮為主的生殖器及鄰近的臟器會漸漸往陰道內下墜。過去婦女生育較頻繁，因生活或工作的需要，產後沒有充分休息，常提早勞動，使得生殖器脫垂發生率很高，雖然不會危害生命，但是令人困窘的情況卻隨時可能出現，嚴重影響生活品質和社交，例如：尿失禁、大便失禁、骨盆臟器從陰道脫出、頻尿、夜尿及殘尿感、排便困難、性生活不適以及慢性骨盆疼痛。

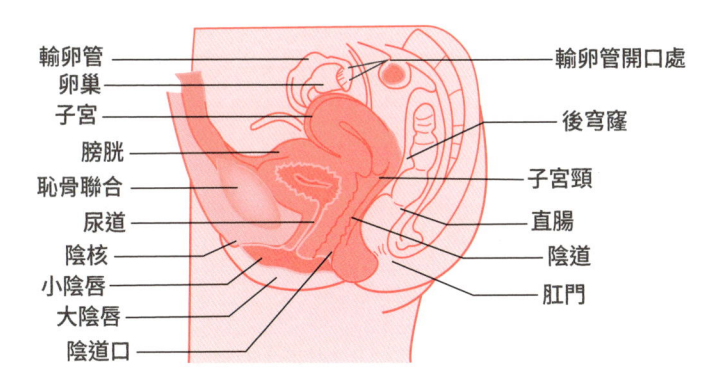

▲ 女性生殖器及相關器官縱切圖。

● 病患大多是50歲以上，骨盆鬆弛的原因包括：

1. 生產造成的骨盤會陰肌肉損傷，如多次生產、待產時間較長、胎兒較大。
2. 因年齡造成支持組織老化。年紀漸增後，全身肌肉張力減低、組織萎縮而導致肌肉韌帶彈性消失。
3. 停經婦女由於荷爾蒙的缺乏，將導致骨盤肌肉的萎縮鬆弛等生理性的老化。

4. 神經和肌肉病變可導致骨盆腔鬆弛，如糖尿病患者容易發生泌尿道病變或薦骨神經病變。
5. 先前骨盆手術的傷害，如子宮切除時，對其陰道頂端的懸吊處理不佳導致脫出。
6. 長期的腹壓過高，像過度久站、便祕、肥胖、慢性咳嗽或提舉重物等皆會增加腹壓。

骨盆鬆弛早期大多不會有症狀，但是長期的腹壓增加就容易誘發下腹重墜感、腹痛、腰背痠痛及尿失禁等症狀，若是當腹內壓力驟加時，如咳嗽、打噴嚏和跳躍等會引起生殖器脫垂。生殖器脫垂的婦女，最初的主訴通常為感覺到陰道內有異物或滿脹感，骨盆沉重及有某樣東西掉下來。子宮脫垂的病患，在陰道的下部可能摸到堅實、移動的腫塊，膀胱膨出的病患可能抱怨如同「坐在一個球上」。這種感覺在早晨起床時較輕微，到了晚上則更為明顯，但躺下或休息一段時間後可減除。尿失禁與骨盆腔器官脫垂是骨盆肌肉鬆弛的綜合表徵，可同時發生，亦可先後發生。

脫垂的種類

1. **子宮脫垂**：常會有下體的腫塊墜落感、頻尿、解尿困難與尿失禁等症狀。表示骨盆腔內支持有了變化，不僅是子宮脫出通常伴隨膀胱、小腸或直腸的脫垂，一般以骨盆腔重建手術為第一選擇。若是要保留子宮的，可做子宮懸吊術，若子宮不想保留，可經陰道切除子宮合併陰道頂端的懸吊術。
2. **膀胱脫垂**：陰道前壁鬆弛，膀胱向陰道內脫出形成如同「疝氣」的現像。患者會覺得陰道有東西突出或下墜感，常合併有頻尿、尿失禁、解尿困難。若沒有症狀時是不需治療。最常見是陰道中央和側壁缺損，在沒有合併尿失禁時可經由腹部或陰道施行修補；若有尿失禁，可加作膀胱懸吊。

3. **尿道脫垂**：當陰道前壁脫出時，尿道隨之下垂，常與膀胱膨出併發，臨床上不易區分。
4. **直腸脫垂**：為陰道後壁的脫出，直腸不正常的突出。
5. **小腸脫垂**：為後陰道壁上部脫出，小腸下降至陰道內。手術治療可經陰道式、腹部或腹腔鏡式來矯正。
6. **陰道頂脫垂**：常在子宮切除時，後陰道頂懸吊發生鬆脫。
7. **陰道脫垂**：指部分陰道壁突出於陰道口。

子宮脫垂

子宮脫垂早期大多不會有症狀，但是長期的腹壓增加就容易誘發下腹重墜感、腹痛、腰痠背痛，感覺到陰道內有異物或滿脹感，骨盆沉重及有某樣東西掉下來。子宮脫垂時會將韌帶往下拉，合併有尿道、膀胱膨出，小便由尿道不自主的溢出，則稱為應力性小便失禁。這是由於支持尿道的肌組織鬆弛的結果，與因神經性病變導致的尿失禁不相同。

由於膀胱膨出時，膀胱垂落到尿道口下，使小便積於尿道口而排空不完全，造成頻尿。而膀胱內常有餘尿成為感染源，易發生膀胱炎及排尿困難，患者發現必須以手握膀胱膨出部分，否則難以解尿，同樣地當直腸脫出時，壓迫陰道壁引起便祕或排便困難，患者亦須後推膨出部分，才能排空糞便。

又子宮脫垂可分成四個程度，第一度是子宮頸位置比平常為低；第二度是子宮頸已降至陰道的入口；第三度是子宮頸已落在陰道之外；第四度是子宮及整個陰道都脫出體外。第三、第四度的子宮脫垂甚至會造成行走不便或排尿的困難。

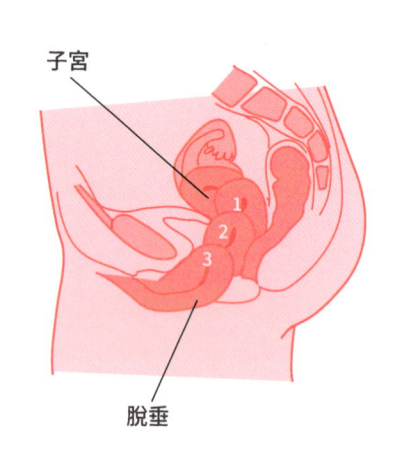

子宮脫垂的治療

一般而言子宮脫垂的治療，可分為：

1. 非手術性治療

如肥胖婦女體重的減輕，長期咳嗽者找出病因並治療，或骨盆腔內腫瘤的移除等。更年期後的病人可嘗試使用雌激素之治療，經過數月的治療，即可促進肌肉張力。骨盆肌肉張力訓練，主要是加強骨盆肌肉的力量，採用凱

格爾運動（提肛）對於輕微的脫垂有效。

2. 手術治療

1. **根治性子宮脫垂手術：**可經陰道切除子宮並修復膀胱、陰道或直腸的脫垂。
2. **保存性子宮脫垂手術：**最大的目的為保有生育能力，通常適用於年輕尚需生育的婦女或失去子宮過於憂慮者，此外合併有內科疾病患者如糖尿病、心臟病患亦適用。可利用傳統剖腹、經陰道或腹腔鏡手術來完成子宮、膀胱、陰道的懸吊及修補。

患者之所以會實施子宮切除術，以子宮內有腫瘤是最常見的原因，如肌瘤或肌腺瘤約占子宮切除術60％，而子宮脫垂約占子宮切除術大約16％。但是它基本上子宮本體無病變，只是位置因周圍的支撐結構鬆弛，導致下墜。過去認為乾脆切掉子宮就好，然而即便切除子宮，若陰道上端沒有固定好，陰道也可能外翻脫出。但現在由於腹腔鏡手術進步，可利用進步的器械和人工韌帶把子宮往上拉，做懸吊和修補，降低組織的傷害，也不用切除子宮。就像鉛球長年放在床墊上，慢慢地床墊會鬆弛導致鉛球下沉，改良的方法就像是在天花板上固定一個吊具來懸住鉛球，也把床墊補強，若是合併其他脫垂，也可以一起由腹腔鏡或經陰道修補，如膀胱、小腸或直腸的脫垂。切除就像拆房子是破壞性，工程自然較浩大，因此對身體的傷害較大，懸吊修補就像修房子，自然對身體組織傷害較輕微。當然若是子宮有合併病變，以子宮切除較為適當。

臨床上我們也看到很多過去因其他原因切除子宮，而後發生陰道脫垂的案例，我們也可運用相同的技巧來懸吊陰道。主要的技術改良是將人工韌帶

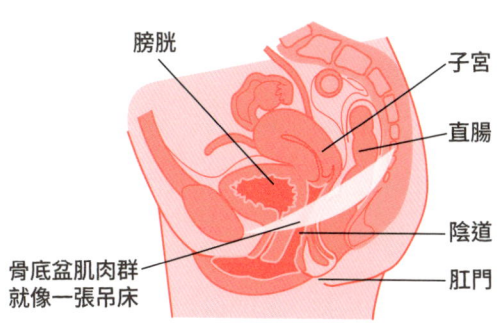

下端縫合在子宮頸的部位，上端則固定在骨的韌帶組織，此種人工韌帶非常強韌，脫垂的復發率極低。而在進行腹腔鏡手術時，也可同時做子宮懸吊、膀胱頸懸吊、陰道側壁脫垂的修補，並可經陰道修補膀胱脫垂、直腸脫垂或陰道整型，都不需要大傷口。腹腔鏡可以由上向下鳥瞰整個骨盆底（吊床）的結構，執行修補，其實就是哪裡鬆就補哪裡，必要時可用人工韌帶補強。

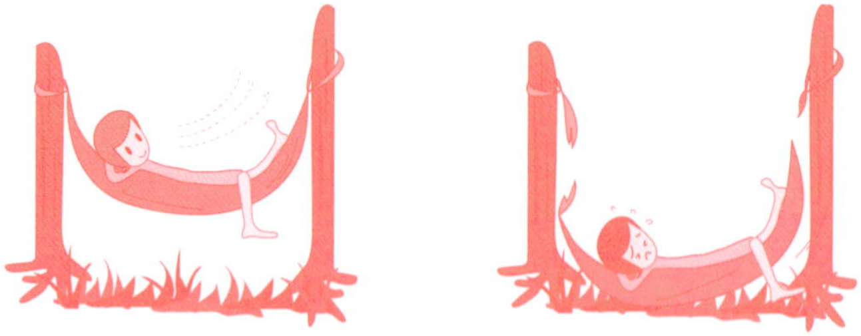

● 腹腔鏡的重建和修補

- 子宮懸吊

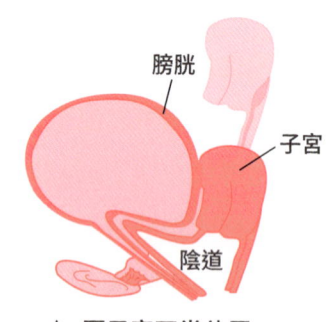

膀胱　子宮　陰道

▲ 原子宮正常位置。

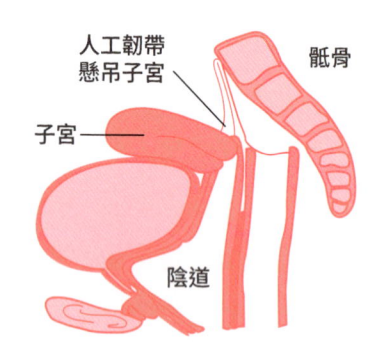

人工韌帶懸吊子宮　骶骨　子宮　陰道

- 陰道懸吊

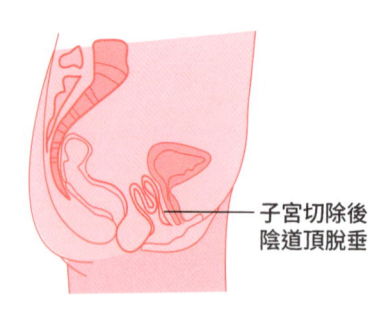

子宮切除後陰道頂脫垂

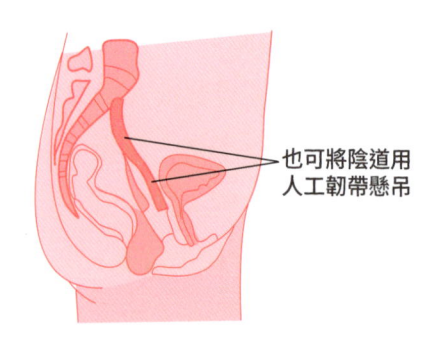

也可將陰道用人工韌帶懸吊

● 可合併其他的修補

- 經腹腔鏡修補陰道側壁鬆弛

陰道鬆弛除了前後壁（膀胱脫垂、直腸脫垂），也有少部分是陰道側壁鬆弛，經腹腔鏡修補尤佳。

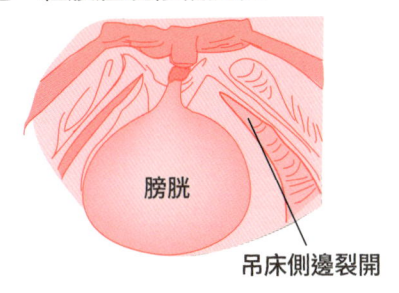

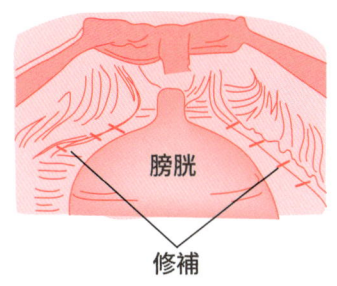

膀胱　　　　　　　　　膀胱

吊床側邊裂開　　　　　修補

- 經腹腔鏡Burch手術，膀胱頸懸吊治療尿失禁，不過目前尿失禁手術多以被經陰道做尿道下無張力吊帶所取代了。

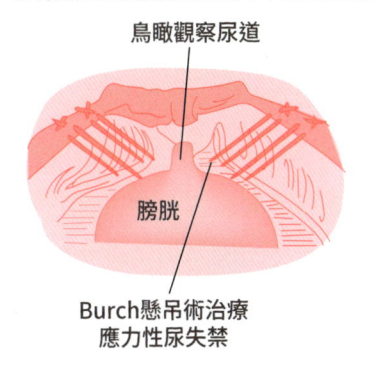

鳥瞰觀察尿道

膀胱

Burch懸吊術治療應力性尿失禁

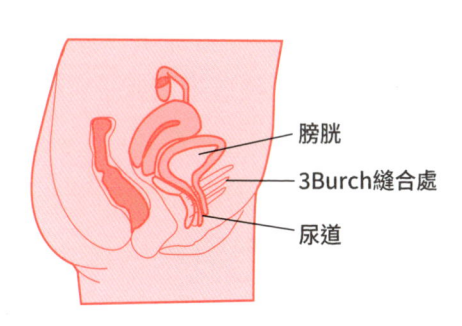

膀胱
3Burch縫合處
尿道

● 經陰道修補脫垂和鬆弛，俗稱陰道整型

- 陰道前壁修補膀胱脫垂

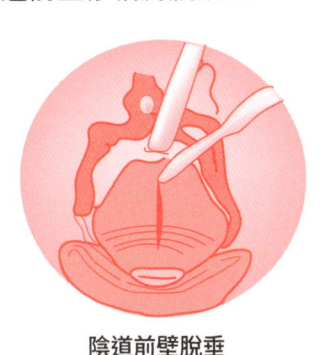

陰道前壁脫垂 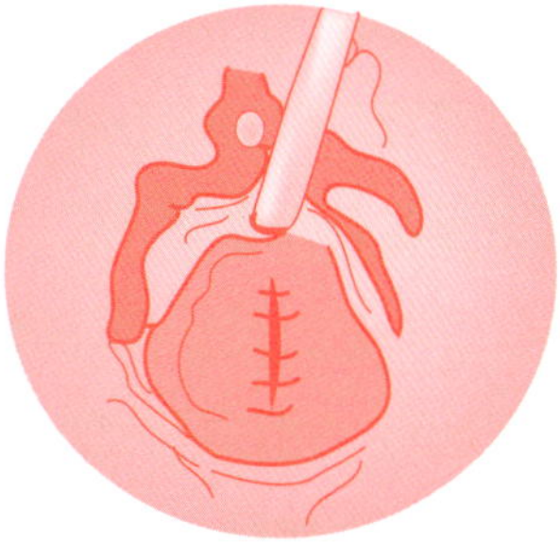　　　　　修補

- 陰道後壁修補直腸脫垂

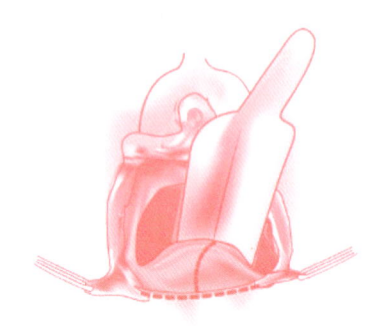

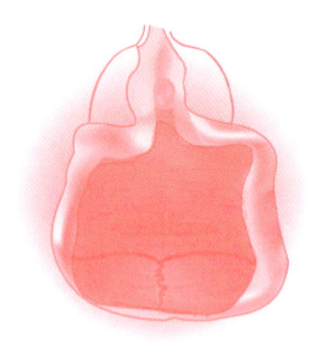

陰道後壁脫垂　　　　　　　修補

● 骨盆鬆弛導致子宮及陰道頂部脫垂的修補手術

- 經腹腔鏡執行骨盆鬆弛重建的方式

1. **腹腔鏡子宮、陰道頂端或子宮頸懸吊**：腹腔鏡將子宮頸或陰道頂端的筋膜組織利用人工網膜補片（例如 Polene Mesh）懸吊固定在骶骨的骨膜上。好處為精細、堅固；而且整個陰道的軸度比較符合自然的解剖位置，有利性生活的舒適，但缺點為手術時間久。目前仍被視為標準治療方式，只是需較高階的腹腔鏡技術（使用人工韌帶補強）。有時因子宮本身有肌瘤或腺瘤等病變，可改腹腔鏡次全子宮切除，保留子宮頸，並補強原骨盆韌帶並使用人工韌帶懸吊子宮頸。

2. **於子宮骶骨韌帶近端縫合**：腹腔鏡將子宮頸或陰道頂端組織縫在子宮骶骨韌帶（uterosacral ligament）的「近端」處。其好處是快速，但可能有大腸瘻管及較高復發率的缺點。

- 經陰道骨盆鬆弛重建方式

1. **骶棘韌帶懸吊**：是一種經陰道的手術，將陰道頂端固定在骶棘韌帶上。在歐美地區，可以進行雙側懸吊，但由於亞洲婦女的陰道末端較窄，通常僅能進行單側懸吊。然而，由於手術區域涉及的血管和神經較多且位

置較深，需要由經驗豐富的醫生進行操作。此外，手術後陰道可能會傾向一側偏斜且後傾的角度較大，這對性生活會造成不便。因此，如果患者性生活頻繁，這種手術可能不太適合。

2. **陰道閉合術**：陰道閉合術（LeFort colpocleisis／Colpectomy）是一種將陰道完全封閉的手術，無論是保留子宮還是切除子宮均可進行。對於有重大內科疾病或麻醉風險較高的患者來說，這種手術是一種快速且甚至可以在局部麻醉下進行的選擇。然而，由於手術後將無法進行子宮病變的追蹤和陰道功能的評估，因此在進行手術前需要對患者的子宮病變情況和性生活需求進行評估。當然，也可以在子宮切除後進行陰道閉合。

3. **經陰道使用人工網膜（各國陸續下架禁用）**：數年前，使用人工網膜進行骨盆底重建修補手術曾經是治療子宮脫垂的新趨勢。這種手術通過將人工網膜「片」修補骨盆底筋膜的缺陷，同時使用網膜帶來強化支撐的韌帶。手術途徑是經由陰道進行，無需腹腔鏡，也無需腹部切口。相較於傳統手術，此方法可以強化骨盆底的筋膜和韌帶，減少手術創傷、縮短手術時間並降低復發風險。然而，人工網膜修補手術的主要併發症包括感染、網膜暴露、尿液儲留和性交疼痛等問題，因此尚無法完全取代腹腔鏡子宮或陰道頂端懸吊。近年來，出現了嚴重的併發症，且難以解決，許多國家已經陸續下架禁用了這種手術方式。

4. **較傳統術式**：經陰道子宮切除加陰道壁前後修補，惟陰道頂端較無好的支撐，將來陰道頂端脫垂機會較高。

5. **經陰道切除子宮頸，可合併陰道前後修補**：針對子宮脫垂，切除子宮頸的做法僅讓患者覺得沒有掉這麼低，但沒有改善子宮的支撐結構，僅適用於輕度的子宮脫垂，未來子宮仍容易繼續下垂。

婦女尿失禁

尿失禁是指尿液在不能自主的狀態漏出，這對個人衛生及社交都是個很難堪的問題。漏尿的量可能是幾滴，也可能是很大量，通常會隨年紀而增加。以下介紹尿失禁的幾種類型：

1. 應力性尿失禁

最常見，約占所有尿失禁的8成以上。主要是因為骨盆結構上的缺陷，病人在用腹壓的情況下，如在大笑、咳嗽、打噴嚏或抬重物時，膀胱頸往下及往後位移，使腹壓直接作用於膀胱，無法傳導至膀胱頸及近端尿道來阻止尿液滲透，因而造成失禁；另外有少數是屬於內生型尿道閉鎖功能不良，多發生在接受過尿失禁矯正手術不成功後，或曾接受過放射性治療而造成尿道纖維化的病患。

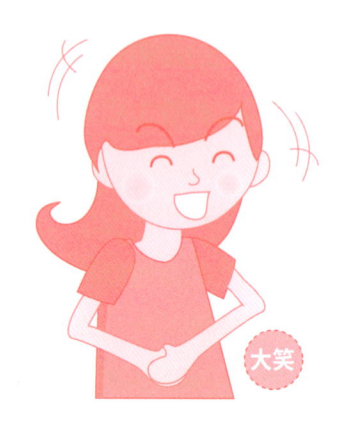

▲ 尿失禁的女性常在大笑後不自主的漏尿。

治療以骨盆肌肉的訓練和外科手術為主。除非合併有膀胱不穩定，否則藥物治療並無明顯效果。提肛訓練對2～3成症狀輕微的病人有效，但需要3個月以上才有初步成果，且需持之以恆。骨盆底電極刺激可加強骨盆肌肉的收縮強度，但效果仍有限。

2. 急迫性尿失禁（不穩定逼尿肌或膀胱過動症）

患者逼尿肌呈現不自主性的收縮，容易有頻尿、尿急及夜尿，甚至尿失禁現象。主要是藥物治療、骨盆底電極刺激或兩者兼施。由於病人常是間歇性的發作，藥物治癒後並無法斷根，應學習至少每隔2小時就先解尿，不要等尿急才上廁所。

3. 混合型尿失禁

具備上述尿失禁的特性。治療須針對個別病因進行處置。

4. 滿溢性尿失禁

因膀胱神經病變或長期憋尿而導致膀胱排空功能受損，膀胱變大且缺乏張力，造成滿溢性漏尿。治療為使用藥物、定時解尿或自我導尿等。

5. 暫時性尿失禁

發生於尿路感染或精神異常者，針對病因治療就會痊癒。

6. 其他種類的尿失禁

如腦血管病變，中風的病人長期臥床，也會導致機能性尿失禁。

如何診斷尿失禁？

治療要根據原因及類型來決定。第一步是要正確的診斷，由病史和小便的記錄、身體和骨盆腔的檢查、餘尿測量、Q-Tip測驗（測量尿道的移動程度及位置的變化）。較複雜的檢查包括「尿路動力學檢查」，可了解膀胱的容量、收縮能力、協調功能、尿流速、膀胱頸及尿道禁尿能力是否正常。如果有任何膀胱躁動與刺激性的現象，有時要輔以膀胱鏡的檢查。尿液檢查可得悉是否有尿路感染、尿失禁的治療。

尿失禁的治療

由於病因不同，各種尿失禁的治療也不一樣，一般有下列幾種治療方式：

1. 保守療法

補充女性荷爾蒙能改善萎縮退化，對更年期婦女的尿失禁有幫忙。進行藥物治療、骨盆腔運動或電刺激、膀胱訓練。同時避免刺激性食物，減輕體重，調整生活形態及解尿習慣。或是尿道填充注射療法等等。

2. 微創性尿失禁手術治療

只有「應力性尿失禁」可用手術治療，手術的目的在於矯正和穩定尿道的過度移動，並且重建尿道括約肌的功能。根據文獻記錄有超過200種的手術方式，但是大多數長期的效果並不理想。最近婦女泌尿專科醫師逐漸有一些共識，恥骨後陰道懸吊術（Burch手術）是針對尿道過度移動，而尿道下的吊索（suburethral sling operation）是針對尿道括約肌閉鎖功能不良。

隨著腹腔鏡進步設備和技術的改進，目前針對應力性尿失禁的病人，我們可以使用腹腔鏡在完成過去需要剖腹的Burch和suburethral sling手術。另外，也有新式的無張力性人工陰道懸吊帶（TVT）手術。茲略為簡單介紹上述的手術，如下：

● 腹腔鏡Burch手術

第一個恥骨後膀胱頸懸吊術（MMK）用來治療尿失禁的案例是在1949年Marshall、Marchetti和Krantz等醫生提出的報告中。在1961年Burch醫生改進MMK，並提出了一些理論上的修正，證明尿失禁是由尿道的過度移動所引起。這個技術也奠定Burch醫生的地位。過去此種手術必須藉由開腹進行，而今已可利用腹腔鏡經由3～4個0.5公分的小傷口來完成。

● 腹腔鏡尿道下吊索（sling）手術

尿道下吊索手術主要是治療因「尿道括約肌閉鎖功能不良」所引起的尿失禁。在這種情況下，尿道無法適時閉鎖而產生漏尿。而尿道下吊索手術的治療效果遠比Burch手術來得好，可高達90％以上。目前我們可利用腹腔鏡來完成，將吊索置放在尿道下緣，並將吊索兩端縫合在韌帶上。傳統方式是醫生單憑感覺、觸覺導引吊索，而利用腹腔鏡便可清楚看見吊索放置的位置而非盲目的，不僅位置精準，也能完全止血。

上述兩種手術皆採用腹腔鏡手術來治療尿失禁，其優點有：

1. 藉由腹腔鏡的設備，醫生可正確的剝離組織，準確的縫合，這種微創手術可避免腹部大傷口，減少出血、器官的破壞、術後疼痛及住院時間。根據目前的經驗，90％病人可在術後24小時內回家（傳統手術平均約3～5天），術後的結果也都和傳統手術相當。

2. 可同時處理骨盆腔鬆弛：所謂骨盆鬆弛，簡單地說就是骨盆底老化逐漸失去支撐的力量。骨盆底是由一群肌肉、韌帶及筋膜所組成，它支持著尿道、膀胱、子宮及直腸等重要器官。婦女尿失禁患者常合併有骨盆鬆弛的現象，因此除了尿失禁外，還常為下腹痛、排便困難以及泌尿生殖道脫垂所苦，所以尿失禁與骨盆鬆弛必須同時治療才能解除身體的不適及恢復正常的生理機能。而在進行腹腔鏡手術時，也可同時做子宮懸吊、陰道側壁脫垂的修補，並可經陰道修補膀胱脫垂、直腸脫垂或同時做陰道整型，都不需要大傷口。

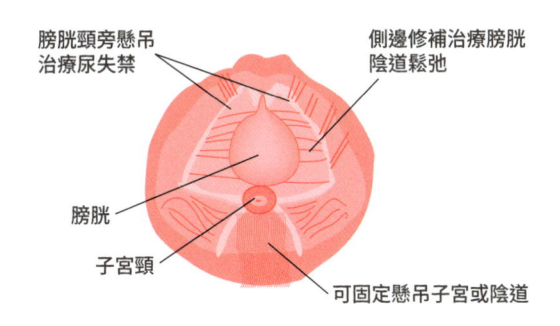

▲ 腹腔鏡手術可執行相關的重建與修補（鳥瞰圖示）。

● 無張力性人工陰道懸吊帶（TVT）手術

1996年瑞典Ulmsten醫師所發明的，幾年之間風靡全世界，尤其是歐洲，幾乎取代了所有其他的手術。它對混合型（尿道過度移動、尿道內括約肌功能不良）的尿失禁效果很好，而且術後的尿急感、解尿困難也很少。有別於傳統的手術方法，它主要是將人工吊帶置於尿道中段，來支撐恥骨尿道

韌帶，不會破壞近端尿道及膀胱頸旁的組織。在1998年FDA正式通過之後，它是一項簡單、省時、可用局部麻醉且又有效的手術方式，惟無法同時處理較複雜的骨盆鬆弛，同時材料費須自付。

以上微創性手術都已取代過去的大傷口手術，給予患者更佳的醫療品質。而治療方式的選擇必須與醫師配合，有正確的診斷才能有正確的治療。而此手術治療方式也日益更新，甚至發展到第三代更小更微創的方式。

婦女尿失禁微創手術治療新趨勢
——人工韌帶（吊帶）

　　骨盆底的肌肉韌帶結構就像一張吊床，能支撐住子宮、膀胱、直腸。若這張吊床出現破損，會依鬆弛位置的不同而產生不同的脫垂，如子宮、膀胱、直腸等的脫垂，主因包括骨盆鬆弛或神經肌肉韌帶受損（如懷孕生產、骨盆腔動過手術），或是更年期後缺乏荷爾蒙造成尿道黏膜萎縮。婦女尿失禁最常見的一種類型是「應力性尿失禁」，即腹部突然用力（如咳嗽、打噴嚏、跑跳、提重物）時，不自主漏尿，約占婦女尿失禁的70%。

　　若骨盆底前半部鬆弛，會造成「膀胱脫垂」或「膀胱頸尿道閉鎖力量不足」，常合併應力性尿失禁。這就好像水管擺在草坪上，用腳踩踏時易漏水。而鬆弛的骨盆底部就像草坪軟軟的一樣，撐不住就漏尿。

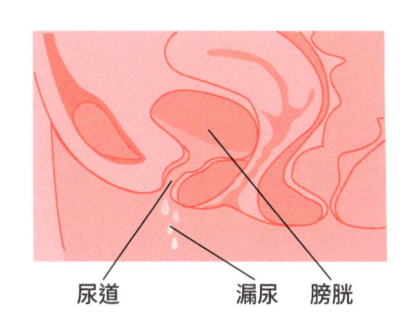

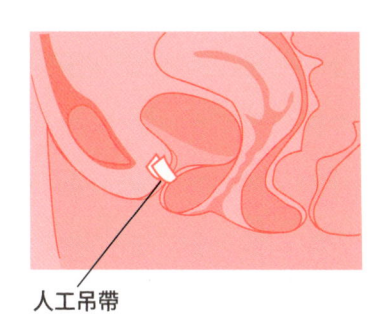

尿道　　漏尿　　膀胱　　　　　人工吊帶

　　只有「應力性尿失禁」是因為鬆弛所致，也只有此類尿失禁可用手術治療。手術的目的在於縫補、矯正鬆弛的部位，以及重建尿道括約肌的閉鎖力量。目前，除了腹腔鏡手術外，微創手術也興起使用人工韌帶（吊帶）來修補及懸吊，優點是手術時間約需 20～30 分鐘，傷口只有三個小洞，術後恢復較快。短期治癒率可達九成，長期療效預期也不錯。以下是兩種常見的吊帶手術：

● 陰道無張力懸吊術（TVT）

最早由Ulmsten及Petros在1995年提出，使用聚丙烯類吊帶（polypropylene tape）放置於中段尿道來處理婦女的應力性尿失禁。平時吊帶對尿道並無壓迫，所以不影響解尿，但是當咳嗽、跑步、出力時，吊帶會因腹肌收縮上而提住尿道，防止了尿液的漏出，因此它在出力時才會對尿道施加壓力。

目前最長的追蹤研究以瑞典Nilsson的7年為首，治癒率高達81％，16％的患者獲得改善，只有3％失敗。而最常見的術中併發症為穿入套管針時傷害到膀胱，但只要拔出針頭，再重新穿針並放置尿管5天即可，術後併發症包括排尿困難、泌尿道感染以及傷口的感染，發生機率約1～5％。處理後，皆可在一週內痊癒。

● 經閉孔吊帶懸吊術（TOT）

最早在2001年由法國的Delorme醫師所提出，用外包有silicon的聚丙烯類吊帶，由大陰唇外上方經閉孔穿入到達中段尿道的下方，一年的治癒率可達90.6％。

其實TOT為TVT的改良術式，可以避開恥骨後區域來減少膀胱、腸道及血管受傷的機會。TOT吊帶相對於TVT吊帶而言較水平，比較不會有尿道阻塞或原發尿急的情形。

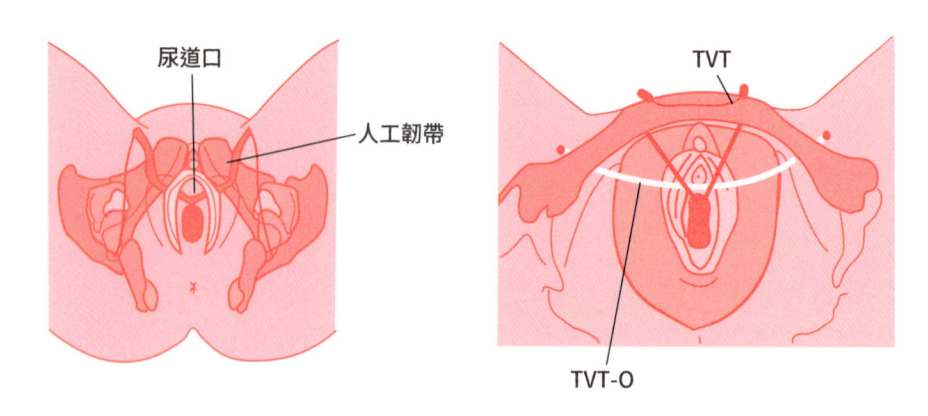

目前有兩家廠商推出TOT的套件，就是AMS的Monarc和Johnson & Johnson的TVT-O，雖然兩者操作方向相反，但同樣可形成位於中段尿道下方的「V」形吊帶。目前比較TVT與TOT的研究指出，TOT平均時間只有15分鐘，明顯要比TVT來得快，其他像成功率及併發症的比較則是沒什麼差別。但長期而言，TOT應會取代TVT。

現今婦女尿失禁人工韌帶（吊帶）來修補及懸吊手術的發展一日千里，成功率可達九成，在1998年美國FDA正式通過之後，它是一項簡單、省時又有效的手術方式，惟材料費須自負。另外婦女尿失禁常合併脫垂，但傳統陰道壁脫垂修補常會有復發的問題，因此也發展出不同形狀及操作方式的人工筋膜（mesh），可用於陰道整型修補缺損及懸吊，並在手術中一起解決尿失禁和脫垂的問題。

● 最新第三代單一切口可調整式懸吊帶（Single-incision, adjustable mid-urethral sling）

由陰道單一切口，將無張力（Tension Free）的迷你懸吊帶放置於中段尿道下面，提供中段尿道下緣支撐，以達到治療尿失禁之目標。由於第一、第二代手術會在恥骨上、股溝內側留下傷口，而第三代手術僅有單一陰道微創傷口，減少疼痛感、出血量及恢復時間，並降低感染風險。國際研究結果顯示，術後一年，在尿動力學檢查或日常主觀之尿失禁症狀的改善，成功率皆有八成左右。

附註：好消息，自94年7月起健保開始有給付「陰道人工網膜外露修復術」和「尿道懸吊術」。

微創手術在子宮肌瘤治療中的應用

子宮肌瘤是最常見的骨盆腔腫瘤，35歲以上的婦女約有1/3的機會罹患此症，症狀包括經血過多、疼痛和肌瘤壓迫所造成的頻尿或腹脹。一般沒有症狀並不需要處理，因為其惡性變化的機會低於0.5%。治療包括藥物與手術，藥物大多只是控制症狀，若效果不佳，則需手術治療，包括子宮切除和肌瘤切除術。是否要做手術切除，是根據腫瘤的大小，以及是否造成臨床上的症狀來做決定。

近年來在醫療設備和技術的進步，很多手術都引入「微創－即輕微創傷」技術的概念，可使用內視鏡和迷你傷口的手術技巧完成過去需要大傷口的手術，提升整體醫療品質。以下就肌瘤切除及子宮切除手術在微創技術的最新進展做介紹：

● 腹腔鏡輔助微創式之改良式肌瘤切除術

在婦科手術，內視鏡手術幾乎已取代近八成的傳統手術，在肌瘤切除術也不例外，由於子宮鏡僅能處理子宮腔的肌瘤，因此內視鏡肌瘤切除以腹腔鏡最常見。它的好處是住院短、恢復快、傷口小、手術併發症少。但壞處是手術時間長，子宮傷口縫合處易發生癒合不良，甚至有在懷孕時子宮破裂的報告，其原因是利用腹腔鏡器械來縫合較大或較深的傷口時，多層縫合的強度都不及傳統剖腹方式。另外，肌瘤若是多發性或太大仍需使用傳統剖腹手術。

無論肌瘤切除經由何種途徑，仍有三大問題無法克服，第一是手術中的大量出血。肌瘤越多越大出血越多，常需放置引流管，併發症也較高；第二是20%的患者經血過多的症狀未改善；第三是高復發率。30～40%的患者在術後5年內會復發而接受第二次的手術，20%最終仍須子宮切除。目前有

一改良方式可克服以上的問題，並保有腹腔鏡手術的優點。

此技術是利用腹腔鏡先將肌瘤自子宮剝離，再將腹腔鏡在恥骨上的洞稍微擴大到2～3公分的微創傷口，經此傷口將肌瘤取出，即使是超過10公分以上的腫瘤，由於已經與子宮分離，便很容易將之削剪成片狀或條狀通過小傷口，並經此傷口縫合子宮。若是有多發性或巨大肌瘤，出血量較多，常需擺置引流管，此時會加上子宮血管結紮，以減少子宮傷口的滲血。其實在教科書及文獻中便指出在剖腹產或骨盆腔手術所致的子宮出血、產後出血，可利用子宮動脈栓塞術、子宮血管結紮或內腸股血管結紮（子宮血管的上源）來止血。

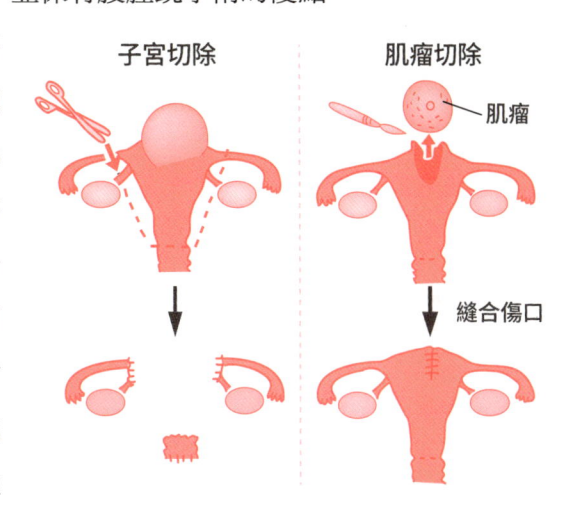

在20世紀初便有醫師提出在肌瘤切除時使用子宮血管結紮來止血，只是未獲重視，直到1995年法國醫師Ravina在準備接受肌瘤切除的病人，術前兩週先進行子宮動脈栓塞術，原意是要減少肌瘤切除手術的出血，結果有些患者症狀改善，肌瘤萎縮，因而取消手術，如此意外發現對肌瘤有治療的效果。但是未取出肌瘤化驗，多少仍有惡性肌瘤的疑慮，同時肌瘤縮小的效果卻較緩慢，對因壓迫所致的症狀改善程度較差，國外更有肌瘤壞死引起敗血症死亡的個案報告。

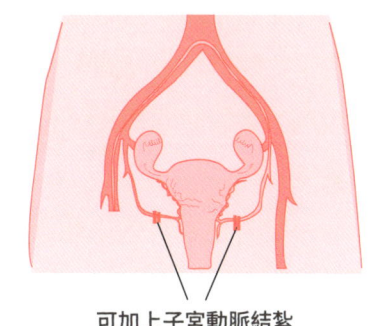

這種結合傳統及腹腔鏡技術的切除肌瘤手術，尤其在多發性或巨大肌瘤導致出血量較多時，若輔以血管結紮的治療方式，不僅能克服傳統傷口大、恢復久、出血多、高復發率的缺點，還可以一併解決隱藏在子宮內、可能造

成復發的「種子肌瘤」。由於子宮動脈被阻斷這些種子肌瘤會全部變性、死亡，達到類似子宮動脈栓塞術的治療效果。此方法提高症狀改善程度，也避免了肌瘤未取出所引起的問題。同時較不受限於肌瘤的大小及數目。在2003年4月在美國舉行的世界子宮肌瘤治療大會及11月美國婦科內視鏡大會也都正式列為研習課程之一，更獲得肯定。

● 腹腔鏡輔助經陰道切除較大子宮之手術創新

在婦產科來說子宮切除仍是最常見而普遍的手術，在八〇年代約有30％是經由陰道切除，而約有70％是經由剖腹來進行。隨著腹腔鏡手術技巧、設備的進步，腹腔鏡輔助經陰道子宮切除日益受到重視與歡迎。

事實上腹腔鏡在婦科手術上的應用，不僅包括良性疾病，更涵蓋了惡性疾病，尤其是針對有子宮肌瘤或有早期癌症的子宮切除，不管在手術的數量及品質都有驚人的成長。目前的共識認為腹腔鏡輔助式經陰道子宮切除，最大的好處是應用於有肌瘤而增大的子宮，也取代了原本必須剖腹的手術，更減少了住院、恢復時間，以及手術的出血量。但是其仍有缺點，包括手術費用較高，手術時間較長，若是子宮太大也可能連帶增加手術的難度、時間及併發症。

一般若是子宮大小超過懷孕12週大小時，要從狹窄的陰道來切除子宮都是一個挑戰，即便是有腹腔鏡輔助，但難度也會隨子宮越大越困難，美國婦產科醫師協會在1994年建議大小超過懷孕12週大小時最好採用剖腹的方式切除。雖然也有不同的手術方式想突破這個限制，但都不盡理想，如出血過多、手術時間過長、併發症也增加。

由鄢源貴醫師所創新改良的手術方式，則是採用腹腔鏡先行阻斷子宮的血管供應，並可確定輸尿管的位置，再切斷子宮體上端連接韌帶組織，並截斷子宮頸與子宮體之連接處，再經由子宮經陰道取出陰道切除子宮頸，由於子宮頸與子宮體是分離的，就不會因子宮太大而使子宮頸卡在陰道的深處，

接著再移除子宮體。此時由於子宮體已無任何韌帶連接、血管供應，即使是體積較大的子宮，也可輕易切成細條狀通過狹窄的陰道外口而容易切除。

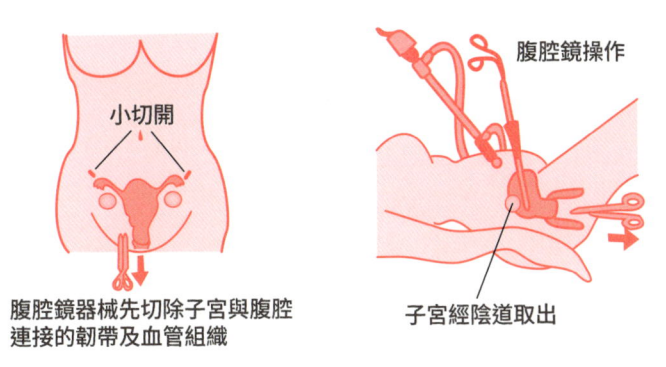

▲ 腹腔鏡輔助陰道子宮切除。

　　2000年1月至2001年2月，針對超過懷孕12週大小長肌瘤的子宮，共進行29例新技術，並比較32例傳統的手術，發現出血量平均減少150cc，手術時間可減少30分鐘，同時並不會增加手術併發症。相信這樣創新的技巧非常適用於較大體積子宮的切除，不僅提供上述的優點，更可以使原本需要剖腹進行的手術，可改由經陰道切除，而增進病患的手術品質。此一改良手術也榮獲2001年在美國舊金山舉行的世界婦科內視鏡大會最佳論文第二名（Kurt Semm Award）。惟其缺點是需有熟練腹腔鏡手術技巧，尤其是子宮血管阻斷術，另外子宮過大，一般超過18週大小，仍具相當難度。展望未來，若輔以迷你剖腹則可有機會處理更大之子宮。

● **手術新路徑：經陰道自然孔腹腔鏡**

　　除了以上經腹的腹腔鏡手術外，手術技術與設備也日新月異。腹腔鏡手術也可經陰道自然孔來操作，優點是腹部沒有傷口，也可以完成肌瘤或子宮的切除。不過，比較適合曾自然產的患者，這樣才能有足夠的空間。也最好是過去未接受過腹腔骨盆腔的手術，以免沾黏阻礙手術。另外，此手術在腫瘤的大小、數量都有較嚴格的限制。

腹腔鏡手術在婦癌治療中的應用

當腹腔鏡剛萌芽時，大部分的醫師能利用腹腔鏡看到骨盆腔的病變就已心滿意足，而不滿足現狀的醫師仍繼續研究，進而發展出利用腹腔鏡做基本的手術——輸卵管結紮手術，成為手術性腹腔鏡的開始，傳統腹腔鏡主要是做為診斷用途及簡單的小手術。隨著科技的進步，電視攝影及纖維光學系統應用於腹腔鏡上，能輕鬆地在電視螢幕上看到骨盆腔中的情形，進而可以施行骨盆腔手術，使腹腔鏡成為現代婦科手術的利器。

當時曾有人認為這已經是腹腔鏡的能力極限，但隨著止血及影像系統的進步，目前已有80％以上的婦科良性手術被腹腔鏡手術取代。剛開始利用腹腔鏡進行子宮全切除手術時，也備受爭議，但目前也已聽不到反對的聲浪，可見腹腔鏡手術已廣泛地被接受。

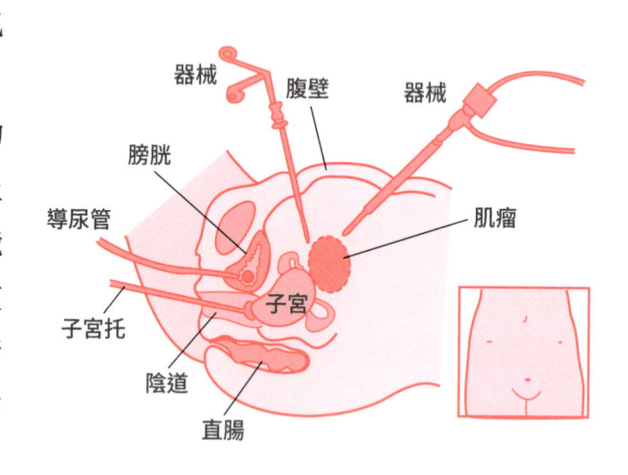

至於腹腔鏡能否使用在婦癌上，一直是備受爭議的話題，但從整個腹腔鏡的發展史來看，這將是必然的趨勢；相信藉由世界各國家腹腔鏡專家的努力，一定能使九〇年代以前角色十分有限的腹腔鏡手術，成為婦癌腫瘤手術的主流，現今腹腔鏡手術在婦癌上的應用主要為：

1. 手術分期，其中尤以腹腔鏡下淋巴摘除最有用，現在對子宮內膜癌及早期的卵巢癌則可施行腹腔鏡下淋巴摘除，並經陰道子宮切除。
2. 現有人做腹腔鏡下經陰道子宮根除術，主要用於子宮頸癌的治療，但因

耗時過久及顧慮子宮旁組織不易拿乾淨，故尚未變成標準化的治療方式。
3. 腹腔鏡下卵巢移位，主要用於須接受骨盆放射線治療的年輕女性，以避開放射線，保留卵巢的功能。
4. 卵巢癌治療後的評估。

但是腹腔鏡手術應用於婦癌上仍有所限制，不但醫師必須相當熟練，同時也要考慮手術耗時甚久，患者長時間的麻醉是否合適，加上卵巢癌等全腹腔的探查仍有阻礙，尚未能做到滴水不漏。茲依序介紹常見的婦女生殖道腫瘤，包括子宮頸癌、子宮體癌及卵巢癌，三者運用腹腔鏡手術的現況：

● 子宮內膜癌

目前較有共識的是以腹腔鏡手術治療早期（stage I、II）內膜癌，在腹腔鏡協助下經陰道全子宮切除、雙側輸卵管卵巢切除、骨盆腔及主動脈旁淋巴切除與大網膜切除，都是可行的。對於晚期（stage III、IV）或有明顯腹水的病患則較不適合。與傳統開腹手術比較，腹腔鏡手術的住院天數較短，併發症較少，疼痛較輕且能較早恢復正常生活，術後存活率、復發率與傳統手術比較並無明顯的差異，因此以腹腔鏡手術治療子宮內膜癌已經成為一項趨勢。

除了晚期子宮內膜癌，一些較少見的惡性內膜癌細胞以及細胞分化較差的腫瘤，在進行腹腔鏡手術時，還需要特別留意有無骨盆腔及上腹腔的轉移，因此術前的影像及組織學的診斷就特別重要。

● 子宮頸癌

對於IIa以上的子宮頸癌一般可以手術或放射線治療，但手術比放射線治療更能保有病人的生活品質。而傳統的子宮根除手術中須有良好的手術視

野及精細的組織剝離動作，的確需要較大的傷口及較久的恢復時間。目前較具前瞻性的報告顯示腹腔鏡子宮根除手術，術中併發症與傳統手術不相上下，但是術後併發症較少，而手術的時間與復發率兩者沒有明顯差別。加上失血較少，術後恢復時間較短，膀胱功能恢復的較快，傷口外觀及放射線治療後的腸胃道合併症腹腔鏡手術優於傳統開腹手術。因此以腹腔鏡手術治療子宮頸癌似乎是一個可行的方式，但是由於手術技術層次較高較不易普及，同時也待更大型的研究證實。

● 卵巢癌

對於卵巢癌能否使用腹腔鏡有相當的爭議，大部分卵巢癌發現時多為第三、四期，因此腹腔鏡在強調完整減積手術為主之治療上，自然較難被婦癌科醫師所接受，這種手術最大的疑慮即為套管的轉移及手術的完整性，因此必須持保守審慎的態度，而有報告的案例也多限於第一期。

腹腔鏡在卵巢癌二度探查所扮演的角色目前仍充滿爭議。有人以為病人可免去因腹部探查所帶來的疼痛及長期住院，但許多學者認為腹腔鏡有很高的偽陰性，且手術成功率只有41%，其中併發症則高達5.3%。因此腹腔鏡在卵巢癌二度探查的角色地位及病人的篩選須有更嚴格的標準。不過相信隨著化學治療的進步，腹腔鏡用在卵巢癌上會扮演更重要的角色。不過它的適應症應該有更多的臨床研究來支持才行。

Chapter 07

說不出口的祕密心事～兩性之間

性行為的過程及性器官的變化

性是每個人在成長過程中都會接觸的事情,雖然時空轉變,但是人類追求性慾與性行為的渴望千百年來未曾減退,因此當展覽館展出古代春宮圖時,妳是不是會覺得曾在哪本雜誌上看過,只是主角稍有不同,顏色稍微泛黃一些而已呢?社會開放的風氣加上發達的媒體,讓性事從以往的隱諱不談,到現在許多的話題都圍繞著它。然而,隨著資訊的膨脹,許多不正確的知識也充斥其中。享受一個健康安全的性,是妳的權利。但是妳對性行為了解多少呢?妳知道妳會有那些生理及心理的變化嗎?仔細看下去,或許能解開妳許多的疑惑。

與歐美國家比起來,我們在這一方面真的是有待加強,他們有專門的性學專家及治療師在處理性愛的問題,也常能結合臨床醫師、精神科醫師、心理師,以及性治療師的專長,正確的找到性事不諧調的原因,並且加以治療。Frank等人在1994年的研究顯示,在門診時有60%的病人對性很關心,1/3的人對性沒興趣,15%的人有性交疼痛的問題,另外有高達50%的人很難有高潮,因此在性方面有問題的人看起來真的不少。但是在與醫師面對面時,許多醫師並不能很自在的與病人討論性的問題,或以為性問題對診斷疾病沒有什麼幫助,女孩子也常不知道該如何開口詢問,導致雖然很多人有這方面的疑問,卻也只能道聽塗說。

在美國,19歲以前有75%的女性和86%的男性有性經驗,根據第四屆戴銳斯全球性調查報告指出,臺灣人平均的第一次性經驗發生在17歲左右,國內的統計則顯示有6%的高中生有性經驗,而大學生有1/4有性行為,或許實際的數字更高,這些情況都顯示了解性真的是一件刻不容緩的事情。

性愛的過程及身體的反應

性的反應是有週期性的,而且是由複雜的中樞神經、性愛的心理變化以及性器官的刺激反應形成,也就是說,完美的性高潮必須要有性愛的感覺、適當的刺激敏感帶,加上正常的生理反應才能完成。依照馬斯特及強森的描述,性反應的過程可分為性慾期、興奮期、高原期、高潮期及消退期,性慾期是一種主觀的感覺,可以因為性幻想或是外在吸引而引發,例如:看到喜歡的偶像,想像與他做愛等,接下來持續的性愛感使副交感神經開始作用,慢慢進入興奮期,往陰道的血流及微血管的通透性增加,液體因而從陰道表面滲出,陰部開始潤滑,陰蒂及陰唇充血,陰道開始增長、擴張,另外也會有心跳加速、呼吸血壓上升、體溫上升、乳漲、乳頭立起、肌肉緊繃,胸部及乳房可能會出現漲紅的斑塊等現象。

由於性的張力及感覺加強,血管的充血也達到頂峰,漸漸會進入高原期,在高原期時乳房陰唇更加腫漲、陰唇也轉為暗紅,陰道的下1/3也腫起變厚,陰道口緊縮,陰蒂向恥骨方向立起,子宮收縮提升,等到一切刺激達到頂峰,經由交感神經的作用,儲存在興奮期及高原期的能量瞬間釋放,性的快感達到顛峰,圍繞著陰道、會陰、肛門的肌肉會產生持續3～15次,每次0.8秒的規律收縮,有些人同時也可以感覺到子宮的收縮,因此有的人在子宮切除後覺得高潮的反應有所不同,但並不是無法高潮。

女生的性高潮與男生不同,女性可以在短時間內達到多次高潮,不像男性有一段不反應期。最後在所有的張力釋放之後,會覺得極度放鬆及滿足,子宮原本因收縮而略為提升的位置回復正常,充血的陰部大約需要5～10分鐘恢復,也就是所謂的消退期。

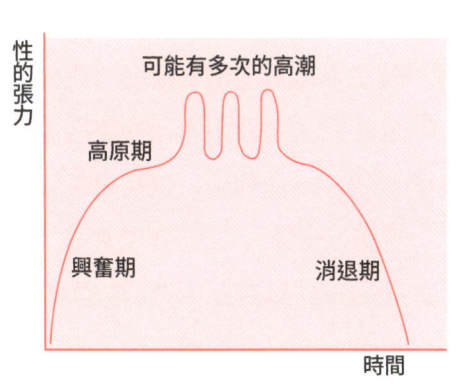

▲ 女性反應期的變化。

性高潮時的潮射現象

時常有網友會提到這個問題，也因為現在的E世代對性的態度漸趨開放，許多困擾卻又不敢討論的問題也慢慢浮上檯面。在性愛的過程中，如果液體流出的量少，或許沒有問題，但是如果量多，而且加上有想小便的感覺，許多女性可能會因為害怕在性交時尿出來，常會壓制興奮期的性衝動，因此無法達到高潮。有些醫生甚至會直接告訴病人有液體出現是因為尿失禁的關係，所以更造成了這些女性的困窘。

如果妳有看過網站中關於G點或是性敏感帶的文章，其實不難了解由於G點的位置相當靠近膀胱及尿道，因此在刺激時常會有尿意產生，對於原本就有尿失禁的女生來說，刺激是有可能使尿解出來，在現實中有尿失禁的人，的確也比較不容易達到高潮，但是對於正常的女性來說，這些分泌或是噴出的液體是不是尿呢？

別擔心，放心享受性的美好吧！

統計顯示，有一半的女性在高潮時可能會排出大量的液體，有許多人相信那是尿，但是根據專家的研究及比對尿液的成分，卻發現它與尿並不相同，在外觀上有點像是較稀的白色初乳，或是沖淡的脫脂奶粉，同時也不像尿一樣會在床單上留下痕跡，成分中含有類似精液中的前列腺磷酸，這不會出現在正常的尿液中。一些泌尿專家也發現在女性尿道的後面有一些腺體，相當於男性的前列腺，包括史氏腺等，可能是產生這些液體的來源。

Addiego等人甚至發現許多人只有在刺激G點時才有潮射的現象，而J. Kenneth Davidson所做的較大型後續研究也證實了這一點，而且如果有足夠的時間刺激這個敏感部位，大部分的人都會出現潮射，並在性愛中得到較大的滿足，這與男性在刺激陰莖後產生射精也有異曲同工之妙。

這些研究其實也就是在告訴女士們，高潮時所產生的潮射現象並非尿失禁，也完全不用為此困擾，如果妳的另一半不知道，妳也可以告訴他這個現象的來龍去脈，以免除雙方的緊張，才不會影響性愛的樂趣。

女人的性交疼痛

性應該是愉悅的，不應該會疼痛，如果出現疼痛，即表示出了毛病。性交疼痛在婦科門診是相當常見的問題。很多婦女會經歷性交疼痛，但僅少數是每次都發生，而它通常是能夠治療的。常見的原因是由於陰道缺少潤滑，有時是因前戲過短、過度使用抗組織氨藥物，或是停經婦女因女性荷爾蒙減少而導致陰道萎縮。因此可延長前戲的時間，或使用親水性潤滑劑來輔助（不要使用凡士林、嬰兒油，它對陰道有傷害性）。

必要時向醫師求助

陰道肌肉不自主地收縮得太緊而導致陰道痙攣，會使得性交困難及疼痛。女性可直接用自己的手指檢查，如果感覺到陰道壁比平常更緊，就可能是陰道痙攣。通常是因緊張、焦慮所產生，或是對以前發生的疼痛產生下意識的反應，身體藉由關閉陰道來避免疼痛，也可能是過去遭受性侵或虐待，以致非常恐懼性行為或有罪惡感，此時可求助於精神科醫師及性治療學家。

潛在心理因素是否真會導致性交疼痛仍有諸多爭議，但是有足夠的前戲，除了可產生足夠的潤滑，也可讓妳們放輕鬆，減輕壓力。幸好，只有極少數情況會嚴重到必須治療，對大多數女性而言，放輕鬆真的很重要。

另外，乳液、香水、尼龍織品的衣物也可能產生刺激使性交不適，最好要檢查陰道及所使用的產品，確認是否會產生問題。

女性的性交障礙或不適經常發生在第一次性行為，尤其是在突破陰道冠時，因此男性要盡量減慢速度，最初開始的動作僅是要突破陰道冠，不要立即做進出的動作。有的女性則是陰道冠並沒有完全破裂，這也會導致後續的性交疼痛，可做陰道擴張術或部分切開來治療。性交疼痛也有在性交或性高潮後才發生，可能是由於性高潮時子宮收縮所致，可藉藥物治療得到緩解。

另一個可能是對精液過敏，男方射精後在陰道及會陰周遭會有灼熱感和紅腫，但並不常見。

疼痛可能是一種警訊！

陰道感染發炎也會造成性交的不適，如：黴菌、細菌性陰道炎會產生灼熱、刺激感引起疼痛，皰疹或菜花等也會，尤其在皰疹的水泡破裂時最易產生疼痛。會陰皮膚病變，如扁平上皮增生或硬化性苔蘚對皮膚都有傷害性，這需要婦科醫師的檢查，有時可能需要做切片檢查。有時性伴侶動作太快、配合的位置與姿勢不良或不當使用情趣用品會引起疼痛，甚至造成陰道受傷，別猶豫請他慢一點或改變更舒服的姿態。

若性交時發生陰道深部撞擊的疼痛，其原因包括骨盆腔發炎、子宮脫垂、膀胱或直腸脫垂、骨盆腔沾黏、卵巢囊腫、子宮長瘤、子宮內膜異位症。另外，許多女人患有大腸躁動症，在性交時會使子宮撞擊到腸道而產生疼痛。研究也指出有這種情況的婦女在面對性時會變得較為排斥，因為害怕疼痛或擔心在性交時會放屁。深部碰撞引起的疼痛要診斷起來比較困難，可能需要多項臨床檢查，若仍無法找出原因，甚至需要腹腔鏡手術檢查，它是利用迷你的器械和鏡頭直接經由腹部3～4個約0.5公分的小洞進入腹腔進行檢查，也可同時做適當的治療。

總之有很多情況會產生性交疼痛，但與一般大眾所認知的恰好相反，心理的因素很少見，事實上醫學上的疾病才是主因。因此經常有性交疼痛不適的女人應該尋求婦科醫生協助，在密切配合與治療後應該更能享受健康和美好的性生活。

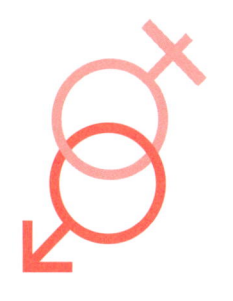

為何會發生性交後出血

很多婦女性交後，常會發生陰道出血的現象，因此覺得驚慌，其實這個情況頗為普遍，大多數的情況都很容易解決，女士們不用過分擔憂，但最好還是看醫生以確定原因，因為仍有少數的出血是因為癌症所致。其實性行為出血的位置也不外乎由陰道、子宮頸、子宮內膜所來的，一般問診、內診、超音波多半可以找到原因，當然必要時還要配合抹片、抽血，甚至是子宮鏡檢查。以下介紹個別的原因：

1. **初次性行為後不久**：因陰道冠破裂傷口尚未完全癒合，再有性行為仍有可能會發生出血。
2. **性交動作過大**：造成陰道撕裂傷也會產生出血，或性行為時情趣用品使用不當，甚至男性在生殖器入珠也會增加這種風險。
3. **子宮內膜不穩定**：一般在作息情況改變、壓力大，或在排卵期間，因荷爾蒙劇烈變化，造成子宮內膜不穩定而有少量脫落，就好像結構不牢的磚牆，在地震來襲時有些磚塊會掉落一樣。一般量很少，通常1～2天後就會停止，若仍持續不止最好至婦產科以藥物穩定內膜。
4. **月經快來之前**：多半也是內膜已經變得不穩定，有時少量出血，次日月經正常來潮，這種狀況不需特別處理。
5. **子宮頸糜爛**：為子宮內頸的柱狀上皮外翻，而呈糜爛狀，它比較容易合併發炎破皮，性行為常會磨擦導致出血，大多可先以消炎藥治療發炎，若仍糜爛出血，可考慮冷凍或電燒治療。另外，嚴重的陰道或子宮頸發炎也會有這種現象。
6. **子宮頸息肉**：子宮頸處長了一小塊贅肉，大多是良性的，一般在門診即可切除，若根部太大最好至開刀房處理較妥。
7. **子宮內膜腔有肌瘤或息肉**：有時會造成小出血積存在子宮腔中，當女性

達到性高潮時子宮會有收縮的現象，因而將血水擠壓出來，需利用子宮鏡檢查才能確定，也可同時一併切除處理。

8. **癌症性出血**：大多發生在中、老年人，性交後出現少量鮮紅陰道流血而無疼痛，就應注意癌症的可能性。其中以子宮頸癌較常見，但這種狀況時大多已是較晚期，所以一定要每年定期做抹片。

9. **性病所致**：細菌或病毒的感染都可能在病灶處造成出血。

10. **子宮外孕**：有時早期的子宮外孕，由於子宮內膜的增厚加上沒有正常的胚胎著床，因而變得不穩定。

11. 懷孕早期，常會有流產的現象，有時性行為不當也會增加風險而導致出血。

12. 懷孕中、晚期性交後發生無痛性流血，可能是前置胎盤。若出現暗紅色血液，且伴有腹痛，可能是胎盤早期剝離，這兩種情況都很危險應立即送醫院。

13. 子宮切除後陰道頂偶而會有肉芽組織增生，也會因為摩擦而造成出血。

上述的狀況大多可以用簡單的方式檢查和處理，唯獨不要心存僥倖，以免小問題變成大問題。

還好不是真的得了菜花！

「醫生，昨天我看報導說泡溫泉或到公共場所容易得到菜花，我照鏡子仔細看了一下，發現我的小陰唇內側也有一粒一粒的，會不會是得了菜花啊！」

在門診中，經常有病患緊張地跑來問這類的問題，菜花是由人類乳突病毒所造成的病變，人類乳突病毒有幾十種的亞型，雖然某些類型可能造成子宮頸癌，但是引起菜花的第6及第11型卻較無關聯。實際上菜花對於心理層面的影響可能遠大於生理，不少人被醫師告知得了菜花時，情緒頓時崩潰，將自己一向認為健康的身體蒙上了不可磨滅的污點，儘管日後治療痊癒，但是高復發率還是會讓妳每天心驚膽跳，同時因為害怕傳給性伴侶，性生活也大受影響，有的人甚至不敢懷孕，怕將病毒傳染給胎兒。

混淆視聽的假性菜花！

由於有上述這一連串的問題可能發生，醫師在做出菜花診斷時應該更加小心，明顯的菜花病變有經驗的醫師一眼就能確認，不過有時在小陰唇內側的小突起，並不是很容易診斷，如果不小心辨別，很容易就會誤以為是菜花，這種臨床上與菜花很像的病變叫做 Vestibularpapillae，俗稱假性菜。2001年美國賓州就發生過一位8歲的男童，因為肛門發現類似菜花的病變，被送到醫院，一度以為是受到性侵害所造成，之後的病理檢查才發現只是與病毒無關的良性病變，由此可知，診斷菜花有時真的不容易，如果醫師沒有仔細一點，很可能會造成不必要的誤會。

文獻上有關假性菜花的研究不多，而且到目前為止還有一些爭議，1995年巴西的婦產科醫師統計了25例經過陰道鏡診斷為假性菜花的患者，發現其中80%在組織病理檢查中有類似受到人類乳突病毒感染的現象，但是經

過病毒檢測只有4％呈現陽性，1999年義大利婦產科醫師的研究也顯示在診斷為假性菜花的患者中，只有約1／10可以檢測出HPV病毒，因為比例很低，他不認為病毒是引起這種組織變化的原因，少數呈現陽性的患者可能是同時感染到病毒而已。不少中國的學者也做了這一方面的研究，同樣也顯示假性菜花的組織中，並沒有病毒存在。

除了陰部，在尿道、口腔，都可能發生這種病變，例如：1993年英國的研究發現口腔中有類似陰部菜花的病變，在組織學上與菜花無法區分，不過卻不會轉變成惡性。2000年美國印第安納大學病理科的學者也發現在尿道有類似的問題，同樣沒有惡性變化的現象，人類乳突病毒檢測也呈現陰性反應。

菜花與假性菜花外觀上的差異

	假性菜花	菜花
在患處的分布	小陰唇對稱、線性的分布	不規則分布
觸摸的感覺	軟	比較硬
顏色	粉紅色，與旁邊的黏膜顏色相同	粉紅色、白色或紅色
外觀	突起是一根一根獨立分開的	突起的根部是融合在一起的
用醋酸塗抹	不會變白色	大部分會變成白色

大部分的菜花，醫師用肉眼就能診斷，如果醫師不能確定，可以考慮做病理檢查，妳也可以與醫師商量是否要進一步針對這些組織做人類乳突病毒檢測。要記住的是，如果真的得了菜花，除了要適當治療之外，由於也可能同時感染其他引起子宮頸癌的人類乳突病毒類型，因此每年還是不能忘了做抹片篩檢。

註：此篇文章為吳伯瑜醫師的著作，並獲得他的授權，得以收錄於本書中。

常見的性病

　　性病，顧名思義是由性交或性接觸所傳染的疾病，其症狀可從輕微的搔癢延伸至嚴重甚至死亡（如愛滋病），往往造成病人莫大的困擾卻又難以啟齒。有些人諱疾忌醫，隱忍良久，反而使病情加重，甚至傳染給家人，事實上大部分的性病都是可以治療的，越早發現療效越好喔！

細菌感染

● 梅毒

- **病原體**：梅毒螺旋菌（Treponema pallidum）。
- **症狀**：陰部潰瘍。
- **檢驗**：抽血檢驗。
- **治療**：注射盤尼西林每週一次，連續3週。
- **不治療的話**：逐漸進展成二級，甚至三級梅毒，最後死亡。孕婦若是感染梅毒，未發現或治療，則會產下患有先天性心臟病、顏面缺陷或智能障礙的嬰兒。

● 淋病

- **病原體**：淋病雙球菌（Neisseria gonorrheoeae）。
- **症狀**：生殖器有膿狀分泌物。
- **檢驗**：取局部分泌物做特殊細菌培養。
- **治療**：口服抗生素1～2週即可。
- **不治療的話**：女性若是長期感染淋病，治療不完全，會破壞輸卵管，造成不孕。

● 披衣菌感染

- 病原體：披衣菌（Clamydia trachomatis）。
- 症狀：陰道水狀分泌物、發燒、腹痛。
- 檢驗：取陰道分泌物培養。
- 治療：口服抗生素 1～2 週即可。
- 不治療的話：披衣菌目前已成為引起青少女骨盆腔發炎最常見的菌種，嚴重者會造成子宮蓄膿，甚至腹膜炎，披衣菌對輸卵管內纖毛的破壞力很強，若不好好治療，將來可能導致不孕。

病毒感染

● 菜花

- 病原體：人類乳突病毒（Human Papilloma Virus, HPV）。
- 症狀：陰部粒狀凸起物。
- 檢驗：經驗豐富的醫師看其外形即可初步診斷，將菜花切除後，送病理檢驗，可得到進一步的證實。
- 治療：在局部麻醉下，以手術切除或電燒雷射清除。
- 不治療的話：越來越多，生長在婦女子宮頸上的菜花，可能會惡化成子宮頸癌，因此應定期接受子宮頸抹片檢查。

● 皰疹

- 病原體：皰疹病毒一型或二型（Herpes Simplex Virus, HSV I or HSV II）。
- 症狀：發燒、局部疼痛、長水泡、膿包、潰瘍。
- 檢驗：經驗豐富的醫師看其外形即可初步診斷。
- 治療：止痛藥能緩和部分疼痛，而抗病毒口服藥及藥膏可加速痊癒。

- **不治療的話**：經過一段時間亦會自動痊癒，但是一旦感染皰疹，日後若是勞累、失眠、生病等導致免疫力降低時，就會發作，只是症狀會比初次感染要來的輕微。有句名言說的好：「愛情是短暫的，而皰疹是永遠的！」

愛滋病

- **病原體**：人類免疫缺乏病毒（Human immunodeficiency virus, HIV）。
- **症狀**：疲倦、不明原因發燒、體重減輕、淋巴腺腫大、多重感染。
- **檢驗**：抽血檢驗。
- **治療**：以多種藥物抑制病毒繁殖，並避免其他細菌病毒的合併感染。
- **不治療的話**：併發其他感染而死亡。

原蟲感染

● 滴蟲感染

- **病原體**：陰道滴蟲（Tricomonas vaginalis）。
- **症狀**：男性幾乎完全沒有症狀，女性會有黃綠色泡沫狀有惡臭的白帶，陰部伴隨著搔癢。
- **檢驗**：取分泌物，在顯微鏡下可看到陰道滴蟲。
- **治療**：口服藥物或使用陰道塞劑皆可，但是要同時治療男性伴侶，否則很可能又會再次感染喔！
- **不治療的話**：局部不適。

寄生蟲感染

● 陰蝨

- **病原體**：陰蝨（Phthirus pubis）。
- **症狀**：局部搔癢，此病除了性接觸外，接觸患者衣物、寢具也可能傳染。
- **檢驗**：可在陰毛部位找到蟲體或蟲卵而證實。
- **治療**：局部塗抹特殊殺蟲劑，衣物、寢具環境也需消毒。

● 疥瘡

- **病原體**：疥蟲（Sarcoptes scabiei）。
- **症狀**：嚴重搔癢，特別是晚間，皮膚點狀紅疹。此病除了性接觸外，接觸患者衣物、寢具也可能傳染，軍隊與安養院中就常有這類感染。
- **檢驗**：可在感染部位找到蟲體而證實。
- **治療**：局部塗抹特殊殺蟲劑，衣物寢具環境也需消毒。

催經與延經

時序若進入七月，指考、暑假、旅遊旺季全湊在一起，若此時月經也恰好撞期，不但考試時心浮氣躁，旅行則遊興大減。建議妳事先抽空走一趟婦產科，在醫師的協助下以藥物將月經提前或延後，就可以避免這種尷尬的情形，至於是催經好，還是延經好？在選擇以前，我們有必要來了解一下調整月經的原理與方法，才能做出正確的抉擇。

大姨媽別來湊熱鬧！

在月經中期，排卵過後，卵巢會形成黃體，分泌黃體素。黃體素有穩定子宮內膜，以利受精卵著床的功能。若是沒有受孕，在排卵後14天左右，黃體會自行萎縮，停止分泌黃體素；血液中黃體素濃度驟降，子宮內膜因而崩解出血，即為月經。

催經便是利用含黃體素藥物提高體內黃體素濃度，一旦藥物停止，則血中黃體素濃度就會降低，造成人為的行經效果，而使月經提前來潮。延經則是持續用黃體素，以藥物接替萎縮的黃體，穩定子宮內膜而延後月經。至於催經的方法，有注射與吃藥兩種方式。注射催經效果較快，約7天之內會見紅，因此若在重要日期前10天左右打催經針，應可順利錯開經期；吃藥則要連續吃5天左右，停藥後7天內來月經，而延經則最好在重要日子前兩星期左右就開始服用，吃到重要日期過去就可停藥，停藥後一週內月經會報到。

值得注意的是，一般不論提早或延後月經，時間都不要超過一星期，否則一來不易成功，二來有可能影響到原來月經的規則性，那就不好了。

催經好還是延經好？

至於選擇催經還是延經，視個人體質及需要而定。一般若是月經預定在重要日期當天或之前來潮，妳又能在10天之前做好準備，則催經較好。這樣考生可避免經前的煩躁不安，旅遊照相時也不會滿臉青春痘，且若催經失敗，可趕快加吃藥變成延經補救。

若是重要日期前幾天才突然想到月經可能會來，或是本身月經不準時，怕提前來會撞期的人，則延經是較好的選擇。延經期間，生理用品最好帶在身邊，以免藥物失靈，當眾出糗。

以上的說明，供女性朋友參考。若還是無法選擇催經或延經，可攜帶最近三個月的月經日期，供婦科醫師參考，請醫師替妳規劃。其實月經是女性的親密朋友，若是經期並無特別不適，不妨勇敢接納它，順其自然就好。

註：此篇文章為王伊蕾醫師的著作，並獲得她的授權，得以收錄於本書中。

安全期真的安全嗎？

相信很多人都聽過安全期避孕法，對於有性生活的女性來說，何時最容易受孕？何時可以安全避孕？月經週期中扣除危險期即為安全期，也就是不易受孕的時間，最保險的時期應該是月經剛來時、月經剛結束後、下次月經快來時。

對於月經週期固定是28天者而言，排卵日約在下次月經來之前的第14天，即為月經來潮後的第14天就會排卵。一般卵子可存活1～2天，但精子在女性生殖道內約可存活2～3天，因此排卵日前3天及後2天最容易受孕，也就是所謂的危險期。由於個人體質關係的因素，有些人的排卵日有時會提早，有時會延後，如果妳想要避孕的話，建議最好避開次危險期，也就是危險期的前後三天。使用安全期避孕共有兩種不同的方法可以採用，介紹如下。

● 經期推算法

每次的月經週期是從本次月經來潮之第一日算起到下次月經來潮的第一天止為一週期，通常每個週期排卵的日子是在月經前的12～16天。如果在排卵前後不同房就不會懷孕。使用此法，月經一定要很有規律，並且需有12個月（最少也要有6個月以上）的月經週期紀錄，以找出最長及最短月經週期。

計算的方法

最短週期天數 － 18 ＝危險期之最早一日
最長週期天數 － 11 ＝危險期之最後一日

若想避孕，就必須在這段危險期間禁慾，危險期以外的日子就是所謂安全期。其優點是沒有任何副作用，不須費用。反之，由於排卵的日期容易受到情緒、旅行等多種因素的影響，故用過去經期的紀錄來推測排卵期，時常會有失誤，失敗率高達25％，又月經週期的長短變化太大（超過8天）或月經週期過短（短於21天）或週期長過（長過35天）的婦女，產後及哺乳期的婦女不能使用此法。同時夫婦雙方都必須有很好的自制力，才能嚴格的遵行安全期。

● **基礎體溫法**

利用女性在排卵之前體溫會稍稍降低，在排卵之後卵巢會分泌黃體激素，使體溫稍稍上升的生理現象，以測量體溫的方法來測知排卵的時間，而避免在此時有房事。測量時，必須用特殊刻度的基礎體溫計，才能精確。在每晚就寢前將體溫計放置於床前伸手可及之處，以便次日睡醒而未起床時，即刻測量，測量之前避免說話，盡量保持少動為原則，測5分鐘後再將所測得之體溫記錄於基礎體溫表上。感冒或消化不良等因素都會影響體溫，必須記錄於表上以幫助解釋。最安全的方法是待溫度下降又上升，且連續高溫三天後才恢復房事。

◎ **比較**

基礎體溫法的避孕效果較高，但因感冒、失眠等多種因素都能影響體溫的測量，故失敗率仍有7％。同時因基礎體溫記錄只能測知排卵後的解除禁慾日期，仍無法先預測排卵日，因此還不是很方便的方法，當然也可以兩種方式合併使用。

避孕的方式

茲將常用的避孕方法及其優缺點條列於後，供大家做個參考。其實選擇避孕方式就好像選擇對象一樣，沒有完美無瑕的選擇，只是看和妳彼此合不

合得來而已。只要妳和妳的親密伙伴都可以接受，就是好方法。

● 聽天由命

- **優點**：恭喜！兩位就快做爸爸媽媽了！
- **缺點**：請多存點錢，不論處理善後或是結婚生子，都挺花錢的。
- **失敗率**：使用此法一年「意外」懷孕率為85～90％，妳們若是那幸運未懷孕的10％，也該上醫院做個不孕症檢查。

● 殺精蟲劑

- **優點**：無副作用，使用方便。
- **缺點**：購買不易，需每次使用，失敗率高。
- **失敗率**：使用此法一年內意外懷孕率為6～20％

● 性交中斷，體外射精

- **優點**：方便不花錢。
- **缺點**：需鋼鐵般的自制力，非常人所能辦到。而且男生興奮時流出的分泌物中，即含少量精子，受孕卻只要一隻精蟲就已足夠。
- **失敗率**：使用此法一年內意外懷孕率為20％

● 安全期

- **優點**：安全無副作用。
- **缺點**：排卵日前三天至排卵後兩天為危險期，其他日子則為安全期。但安全期的推算，在月經週期規則的女性較容易；週期不規則的人就不適合此法，而且最危險的時候，往往也是慾望最強烈的時候，一旦天雷勾動地火，就……。
- **失敗率**：使用此法一年內意外懷孕率20～25％。

以上方式，缺點大於優點，失敗率高，不建議使用。以下打星號者為「作者推薦」的選擇，大家可以參考使用。

● 保險套 ★★★

- **優點**：便宜，購買方便，無副作用；既可避孕，又可預防性病；特殊設計者，更可增進情趣，一舉數得。
- **缺點**：需男性配合，且需每次使用。
- **失敗率**：使用此法一年內意外懷孕率為3%（使用方法正確且每次進入都有使用）至20%（只有危險期或只有射精時使用）。

● 避孕藥 ★★

- **優點**：使用方便，對於月經週期不規則的女性，可順便達到調經的效果；經過劑量的調整，對於青春痘、月經前腹痛、煩躁不適等症狀，都有幫助。最近美國婦產科醫學會研究報告，更指出長期使用避孕藥，可降低卵巢癌及子宮內膜癌的罹患率。
- **缺點**：需每日服用，對記性不好的人，是一大挑戰。常有病人擔心避孕藥的副作用，如噁心、發胖等，其實這是早期高劑量避孕藥（Estrogen＞0.05mg）所引起的，現在最新低劑量避孕藥（Estrogen＜0.05mg）已少有此種副作用。
- **失敗率**：使用此法一年內意外懷孕率為0.1～0.5%。

● 子宮內避孕器

- **優點**：一次裝置保用5年，方便安全。取出即可恢復受孕能力。
- **缺點**：可能會造成經血增加、子宮發炎等副作用，且較適合生產過的婦女使用。
- **失敗率**：使用此法一年內意外懷孕率為0.6～0.8%。

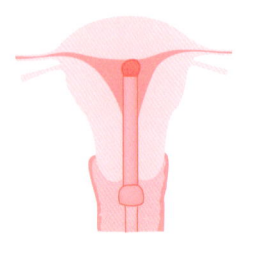

(A) 內含避孕器的套管由醫師置入子宮內腔中　(B) 避孕器送達子宮腔頂部　(C) 移除套管

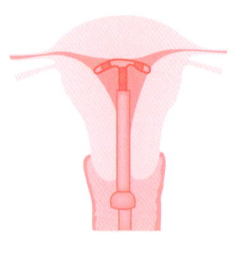

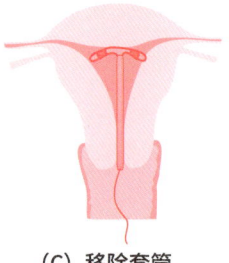

▲ 避孕器裝置的過程。

● **結紮**

- **優點**：一勞永逸，無副作用。男性結紮不會影響性能力，女性結紮不會過早進入更年期，大家請放心。
- **缺點**：需要動個小手術，傷口會有一點疼痛，且回復生育力不易，需慎重考慮。
- **失敗率**：使用此法一年內意外懷孕率為0.4％。

▼ 男性輸精管結紮。

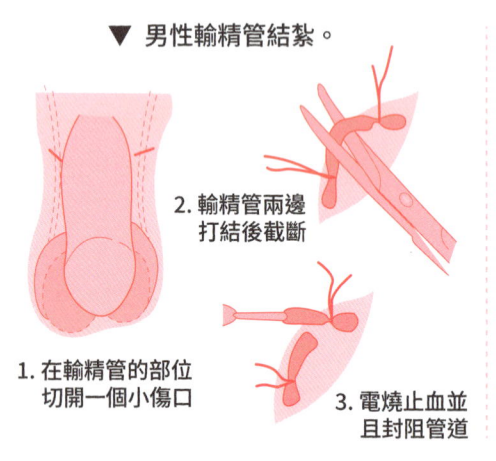

1. 在輸精管的部位切開一個小傷口
2. 輸精管兩邊打結後截斷
3. 電燒止血並且封阻管道

▼ 女性結紮手術。

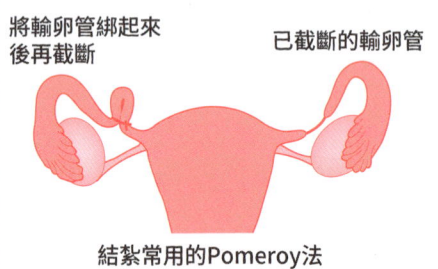

將輸卵管綁起來後再截斷　已截斷的輸卵管

結紮常用的Pomeroy法

● **事後避孕藥（72小時內）**

- **優點**：亡羊補牢，猶未晚矣。

- 缺點：會有輕微噁心、月經紊亂的副作用，偶一為之可，不宜常常使用。
- 失敗率：無法統計。

● 諾普蘭（Norplant）

- 優點：皮下裝置含有高量黃體素的條狀物，可保用2年。
- 缺點：月經失調、情緒不穩及沮喪。前一陣子美國有使用者控告生產諾普蘭的廠商，未善盡告知消費者副作用的義務，造成此物在美的全面回收評估（美國生產諾普蘭的廠商已全面停產）。目前在臺灣還有醫院在使用，值得大家注意。
- 失敗率：使用此法一年內意外懷孕率為0.3%。

註：此篇文章為吳伯瑜醫師的著作，並取得他的授權，得以收錄於本書中。

避孕藥的來龍去脈

避孕的方式不少,可是許多人在選擇避孕方式時總是猶豫不決,每一種避孕法好像都有缺點。避孕藥雖然是很多人採用的方法,可是一堆的負面報導或是朋友的意見,常常讓人有疑慮,到底避孕藥能不能吃,好壞利弊讓我為妳說明。

避孕藥的起源可以追溯到1930年代,澳洲教授Ludwig Haberlandt在動物實驗中發現老鼠卵巢的萃取物可以抑制生育,之後他想把這個發現應用在人體,但是他不幸英年早逝,所以直到學者Russel Marker的努力研究,避孕藥才得以問世。經過這數十年的演進,避孕藥已經有長足的進步,現在常用的避孕藥幾乎都是第三代的低劑量避孕藥,所謂的低劑量避孕藥是指動情激素含量小於50微克,而第一代避孕藥所使用的動情激素含量是高於50微克的;第二代避孕藥動情激素的含量在30～35微克之間,所用的黃體素是norethindrone類的成分,如levonorgestrel、norgestimate等;第三代避孕藥所含的動情素量在20～30微克間,黃體素使用的是desogestrel或gestodene等副作用更小的種類。

避孕藥的選擇

對於一般人來說,一開始可以從低劑量的避孕藥開始服用,也就是動情素介於20～35微克的藥物種類。如果產生了不規則的出血,可以改用同樣劑量的單相型藥物,或是短時間增加女性荷爾蒙的藥物約一星期左右,出血應該會在幾個週期後漸漸改善。如果產生了副作用,如噁心、乳房疼痛、情緒不佳及體重增加等,可以先考慮使用含較低劑量動情素的避孕藥,若乳房疼痛沒有改善,可以用黃體素含量較高或是強度較強的避孕藥,如內含levonorgestrel的種類。

避孕藥與其他藥物的交互作用

避孕藥與其他的藥物也有可能產生交互作用，因此在服用時要小心，如抗生素ampicillin、tetracyclin會殺死腸胃道中能幫助荷爾蒙吸收的菌類，所以會減少避孕藥的作用，造成避孕失敗，而phenytoin、phenobarbital、rifampin則是會增加肝臟清除動情素的速度，同樣影響避孕。在服用這些藥物時，最好能配合保險套避孕。相反的，維他命C、普拿疼（Scanol，Panadol）會增加避孕藥的作用，此外避孕藥也可能增加其他藥物的作用，如酒精alcohol、抗憂鬱劑、類固醇、安眠藥、抗凝血劑、降血糖藥等藥物。

避孕藥的避孕效果及服用方法

儘管避孕藥的劑量一直在降低，但是避孕的效果始終很好，使用正確的話，一年的失敗率約在0.1%左右。最常見的失敗原因是下一包開始服用的時間太晚、連續忘了吃藥、吃藥產生嘔吐或是腸胃炎導致藥物吸收不好等，因此在有腸胃炎時，至少一星期要使用其他的避孕方式以策安全。

避孕藥在一開始服用的第一個週期就會有作用，服用的時間要在月經見紅的5天內開始，不過醫師有時會建議妳在月經來潮的第一個星期日開始服用，這樣的話在星期六通常不會有月經，不過因為有時吃的時間超過了第5天，可能避孕的效果在第一週期會打折扣。

如果妳是服用21顆包裝的藥物，從第二包開始，每包的間隔是7天，不管月經的狀況，如果太晚吃，可能排卵就會無法抑制，造成避孕失敗，統計上這是最常見的避孕失敗原因。28顆劑型的避孕藥因為是連續服用，對部分的人來說，可以改善每包間隔的問題。

忘了定時吃藥是許多人的共同問題，1996年學者Potter曾經做過統計，發現在第一個週期只有1/3的人沒有忘記吃，到了第三個週期有1/3的人

忘記吃至少3顆以上，所以如何提醒自己按時服用是很重要的，如果忘記一顆，要在記起時立刻服用，下一顆則在正常時間服用，如果連續忘記服用兩顆以上，接下來連續兩天要各服用兩顆，如果還不放心，在接下來的7天也可以用別的避孕方式補救。服用避孕藥時國人最常有的觀念是服用一段時間要停止服用幾個月，事實上以目前的避孕藥成分來說，這麼做是沒有道理的，統計上發生副作用的機率並不會因此減少。

避孕藥的附帶好處

- 避孕藥除了避孕之外，也可以減少卵巢癌、子宮內膜癌、子宮外孕、良性乳房疾病、功能性囊腫、子宮肌瘤、經痛、貧血、骨盆腔發炎、大腸癌發生的機會。
- 對於類風濕性關節炎、子宮內膜異位等問題也可能有幫助。
- 若為月經不規則的女性，它也具有調節月經的作用，能讓每個月的月經準時來到。
- 對於因卵巢分泌男性荷爾蒙過多而長痘子的人來說，避孕藥可以降低雄激素的分泌，因此可以改善痘子的情況，特別是比較新的避孕藥，其中改良的黃體素所產生的雄激素作用很小，對於痘子或是多毛症都有正面的幫助。

● 哪些人不能服用避孕藥呢？

1. 有血栓靜脈炎、血栓症（父母或是姊妹有也不行）、腦血管疾病、心臟冠狀動脈阻塞，或是過去曾有這些問題。
2. 明顯的肝功能異常，如果肝炎患者的肝功能正常還是可以服用。
3. 乳癌或是懷疑有乳癌者。
4. 不明的陰道出血。
5. 有懷孕的可能。

6. 35 歲以上且有吸菸者：儘管許多服藥的人都有吸菸，而且也需要進一步的研究，但是基本上還是不建議服用。

● 服用要多注意症狀變化，並且與醫師討論者

1. **偏頭痛**：少部分的人服藥反而頭痛改善，不過如果偏頭痛明顯，最好從較低劑量開始服用或是使用別的避孕方式。
2. **高血壓**：如果妳小於 35 歲，血壓控制良好，沒有其他的併發症，還是可以考慮低劑量的避孕藥。
3. **子宮肌瘤**：子宮肌瘤一般不算是低劑量避孕藥的禁忌，這點醫師可以與病人多討論，而且在有些因為肌瘤造成經血過多的情況，避孕藥還有減少經血的作用。
4. **糖尿病**：如果糖尿病控制不好，並不適合服藥，不過對於曾有妊娠糖尿病或是糖尿病控制良好的人來說，還是可以服用的。
5. **手術**：在做比較大的手術前可能要先停藥，以免手術後臥床休養時產生血栓，但是臺灣人在臥床後產生血栓的機會比較小，因此影響不大。
6. **癲癇**：抗癲癇藥可能降低避孕藥的作用。
7. **肝膽結石**：避孕藥不會造成結石，不過可能會加重結石症狀。

避孕藥的副作用及不良影響

頭痛、頭暈、月經過多或不規則、噁心、嘔吐、水腫、子宮頸黏液增加、子宮頸肥大、食慾增加、體重增加、皮膚癢、青春痘、疲倦、沮喪、潮紅、感覺虛弱、乳房脹痛、念珠菌感染增加等，這些副作用看來不少，不過隨著避孕藥的進步，造成這些問題的機會已經越來越少了。以大家關心的變胖問題來說，近來的一些統計（Reubinoff，1995；Moore，1995）發現與沒有服藥者並沒有差別，飲食或是運動的狀況才是影響體重的關鍵。

● 對身體的長期影響

1. **高血壓**：可能有 5％使用避孕藥的人血壓會微幅增加，高劑量的影響比較大。

2. **血脂肪**：現在的第三代避孕藥所使用的黃體素對於血脂肪已經沒有不利的影響，不過以前所使用的較高劑量黃體素確實可能造成問題。

3. **血糖**：低劑量避孕藥對於胰島素及血糖的影響雖不是完全沒有，但是並沒有臨床意義，而且不會增加罹患糖尿病的機率，在停止服用後影響也會消失。

4. **對肝臟的影響**：荷爾蒙藥物可能影響膽汁排空，而且藥物也需要經過肝臟代謝，可能增加肝臟的負擔，不過除非妳有急性或慢性肝臟疾病，否則肝臟影響的可能性很小。

5. **血栓症或中風**：在 1995 年 10 月，英國藥物安全協會根據研究對於所有的英國醫師發布警告，使用內含第三代黃體素 desogestrel 或 gestodene 的避孕藥可能增加 2 倍以上靜脈栓塞的機會，建議以含別種黃體素的避孕藥取代，在當時引起了相當大的恐慌，連帶的使用避孕藥的人也急速減少，不過意外懷孕或是流產也增加許多。到了 1997 年，進一步的研究顯示之前的觀點並不正確，以目前所使用的黃體素而言，對於心血管疾病的產生，以及血糖代謝幾乎已經沒有影響，反而是動情素的量與心血管疾病比較有關係。但是隨著藥物繼續研發，動情素與黃體素取得平衡的結果，對於身體膽固醇、脂肪的影響越來越小，甚至也有學者認為它們對於心血管疾病可能提供某些程度的保護效果。當然，荷爾蒙的使用一直存在著許多的爭議，這些看法也都需要進一步的研究。

6. **吸菸**：一直以來都被認為對於服用避孕藥有不利的影響，事實上吸菸與避孕藥中的動情素對於動脈血管栓塞有不利的加乘效果，也就是中風及心肌梗塞的機會會增加許多。儘管如此，在美國，服用避孕藥的人有 1/4 都有吸菸。

7. **性慾的影響**：統計上排卵期可能會有性慾增加的現象，不過因為服用避孕藥時不會排卵，所以可能缺乏性慾增加的情況，但改變並不明顯。

● 避孕藥與癌症的關係

1. **乳癌**：以目前的研究結果顯示，服用避孕藥對於一些良性的纖維囊腫有預防的效果，對於乳癌而言，目前的研究都還不足以顯示會增加乳癌的機會。以美國來說，乳癌的發生率在 50 歲以上的女性有增加的現象，但是 50 歲以下增加不明顯，這也顯示了年輕族群服用避孕藥影響的可能性不大，除此之外，對於以前家族中有乳癌病史的人，服藥也不會增加得乳癌的機會。

2. **子宮頸癌**：服用避孕藥是否會增加子宮頸癌及子宮頸變性的機會，到目前尚未有一致的結論，1988 年美國疾病管制局的研究並未發現其中有關聯，他們認為可能是服用避孕藥的人做抹片的機會比較高，或是發生性行為的次數及伴侶比較多，才造成子宮頸問題的發生率偏高。1990～1996 年，在巴拿馬、墨西哥、洛杉磯的研究卻發現服用超過 10 年的避孕藥，可能增加子宮頸腺癌的機率大約一倍，

正反的研究還在持續中，不過不管如何，每年做抹片還是最重要的，甚至如果妳是得子宮頸癌的高危險群，如有多重性伴侶、曾經得過性病等，且有在服用避孕藥者，有的醫師會建議妳每半年就做一次子宮頸抹片。

雖然關於荷爾蒙的使用還有相當多的爭議，日前美國國家衛生研究院已經把停經後補充的雌激素，以及避孕藥內含的雌激素列為已知的致癌因子之一，不過這並不表示不能再使用荷爾蒙，而是在使用時要多一分小心，以免未蒙其利，先受其害。

避孕藥會不會造成不孕？

許多人關心長期服用避孕藥會不會變成不孕，統計上大約有三成左右的人在停服之後，半年內排卵比較不容易恢復，不過這是暫時現象。如果急於要懷孕的話，也可以利用一些簡單的排卵藥物達到排卵的目的，反而比沒有吃過避孕藥的人效果還要好。

在早期懷孕中，不小心使用到避孕藥怎麼辦？

在1970年代，一方面避孕藥的劑量比較高，而且有一些比較不嚴謹的研究報導它可能造成胎兒心臟、腎臟等問題，因此造成許多困擾。Katz在1985年研究了數千名母親有服用避孕藥的胎兒，並沒有發現胎兒畸型的機率上升；1990年，Simpson做了更詳盡的研究，也發現避孕藥不會增加胎兒心臟的畸型，同年Bracken學者針對26個研究做了綜合分析，也得到類似的結論。這些大型的研究報告都顯示服用避孕藥並不會增加胎兒的問題，美國FDA以前加註在避孕藥中對胎兒危險的警語也早已經去除。要提醒大家的是，在正常情況下所有胎兒出生時，本來就有2～3%的異常可能性，但是服用避孕藥並不會增加這個比例哦！

服用避孕藥如何追蹤身體健康？

在正常的狀況下，如果以往身體沒有任何問題，可以一年檢查一次身體，包括骨盆腔檢查、抹片、血壓、尿液檢查、乳房檢查、肝臟理學檢查等。如果有前面提到的危險因子，應該每半年針對可能影響的部分檢查一次；如果妳是年齡大於35歲、家族有心臟病、糖尿病或高血壓、有妊娠糖尿病史、肥胖的女性、糖尿病患者，也應該要定期檢查血糖、血脂肪的狀況。以目前的文獻資料顯示，對於年輕、健康、不吸菸的人來說，低劑量的避孕藥算是非常安全的，不過為了避孕而服用避孕藥本來就是違反自然法則的事情，服

用避孕藥也是少數不是為了治療疾病而服藥的特殊情況，因此對於藥物的了解、藥物可能的影響應該要更加留意才是，希望大家藉由以上的說明能夠吃藥吃得更安心。

註：此篇文章為吳伯瑜醫師的著作，並取得他的授權，得以收錄於本書中。

人工流產的併發症及後遺症

懷孕初期不管是基於治療目的或是個人選擇，人工流產手術常會是醫師或患者考慮的處理方式，美國從1973年開始合法，臺灣也在民國74年《優生保健法》（已於111年修正名稱為《生育保健法》）通過後合法，姑且不論道德上的爭議，在選擇人工流產時，有些問題妳不可不知道。

西元1940年以前，美國每年有1000人以上死於流產的併發症，幸好現在醫學進步，死亡率已大幅下降，懷孕前三個月的流產死亡率約只有10萬分之一。不過任何手術都有可能產生意外，如何早點發現併發症並且適當地加以處理，是醫師必須要有的基本能力。有些患者找密醫流產，這些未經正規醫事訓練的人常用非醫療專用的器具伸入子宮中進行破壞，加上未做好感染預防，流產的失敗率及併發症會大幅提高，各位可千萬不要拿自己生命開玩笑。

人工流產前，妳一定要知道的

1. 人工流產是以藥物或手術的方式，終止初期懷孕的過程。
2. 適用於妊娠會妨害母體或胎兒身體或心理健康的女性，如患有嚴重的生理或精神疾病，不宜懷孕；或胎兒因先天遺傳或藥物曝露導致畸形發展；或因強暴等原因非志願懷孕者。
3. 法律規定若懷孕週數在24週（6個月）以內，若合乎法規，即可進行人工流產。但若超過24週，因已有存活之可能，即使胎兒有先天異常，亦無法進行人工流產。
4. 手術方式若是懷孕12週內，可直接以真空吸引術進行；若懷孕大或等於14週，因胚胎較大，無法以吸引術清除，則需改以引產方式進行。
5. 有需要手術的病人，須在就醫前4～6小時禁止飲水、進食，看診時以

超音波掃瞄確定懷孕大小、位置及適合手術，即可安排進行。在良好的麻醉狀況下，以真空吸引器經由陰道進入子宮，將胚胎組織清除。手術約須 15 分鐘左右，手術後等麻醉清醒約須 1～2 小時，即可返家。次日即可正常上班作息。手術後可能會有少量陰道出血，斷斷續續約一週左右會自行停止。

6. 至於以 RU-486 藥物終止懷孕，在早期懷孕（懷孕 7 週，即月經過期 3 週內）效果也不錯，成功率約 95％。需要進行藥物流產的病人，在看診時需先以超音波掃瞄確定懷孕大小、位置及適合藥物流產，即可安排服藥（此為管制藥品，需在醫師監測指示下服用）。但服用藥物後陰道出血時間較長，可能會持續兩週左右，藥物流產約一週後也一定要回醫院追蹤，確定有流乾淨，若未流乾淨，還是得靠手術幫忙。

站在女性的立場，建議事前能做好避孕措施。即使一時「性」急，防護不及，也可於事後短期內補救。最糟的是心存僥倖（不會吧！應該不是危險期吧！）等懷孕再處理，傷心又傷身。若無生養孩子的打算，與親密伴侶溝通，好好避孕。若不慎懷孕，也要找設備良好的診所，學有專長的醫師幫忙，不要找密醫，若把身體弄壞，月經失調，甚至造成不孕，會後悔一輩子！

● 流產手術進行中可能出現的問題

1. **器械準備不周全**：如果所用的器具不完備或是不乾淨，容易造成手術不完全或感染。
2. **子宮的構造異常**：有的人子宮內部的管道扭曲、角度大、長肌瘤以及子宮頸狹窄等，使得手術很難進行，胚胎無法清除乾淨或子宮受傷穿孔。
3. **懷孕週數評估有誤，以致週數太大無法進行手術**：每個醫師對於自己能手術處理的週數應該都分寸，如果評估錯誤，可能會造成手術不完全。
4. **醫師技術不佳，造成併發症產生。**

● 手術後可能出現的問題

1. **下腹部劇烈疼痛**：一般術後的疼痛不會很強烈，如果有劇烈的疼痛，要小心是否子宮內有殘餘組織、血塊無法排出、子宮發炎、子宮穿孔等問題。

2. **發燒**：這是感染的徵兆，要早點請醫師處理，陰道原本就有不少細菌存在，手術的過程有可能藉機進入子宮，造成子宮發炎及發燒症狀。

3. **陰道大量出血**：子宮收縮不好、子宮頸裂傷、子宮穿孔，以及流產手術未適當處理等問題，都可能造成大量出血。

4. **子宮頸裂傷**：手術中用來固定子宮頸，以方便手術進行的尖夾可能會造成子宮頸裂傷，通常出血不會很多，但是傷口大的話，還是要經過適當處理，醫師可用紗布壓迫，但有時需要縫補才能止血。

5. **子宮收縮不良**：當胚胎清除後，子宮內壁會有許多打開的血管，需要靠子宮有效的收縮才不會持續出血。一旦子宮收縮不好，就可能大量出血，而且部分的血塊會堆積在子宮內，脹大的子宮收縮力會更差，若發生這種狀況醫師要趕快把血清除，並且用適當的藥物幫助收縮。

6. **子宮穿孔**：懷孕時的子宮壁相當柔軟，如果使用器械不小心或是子宮構造異常，就可能穿破子宮壁，造成大量出血，以及腹腔內感染。

7. **腸子受傷**：如果醫師不小心造成子宮穿孔，又沒有及時發現，在進行手術時器械就可能經過這個子宮破洞損傷到腸子，腸子受損後 24～48 小時，會出現發燒、腹痛增加的現象，若發生這種狀況多半需要開刀將腸子補好才行。

8. **膀胱受傷**：膀胱在子宮的上方，受傷的話可能產生血尿、恥骨上方疼痛，膀胱破裂時也需要手術修補，而且需裝上導尿管一星期，以便傷口復原。

9. **不完全流產引發敗血症**：如果手術沒有清除乾淨，子宮內有殘餘的懷孕組織，可能會聚集細菌，造成感染，由於子宮的血管會很快地進入全身

的血液循環，因此感染後可能引發全身性的敗血症，造成生命危險。

10. **散在性血管內凝血**：這個名詞不太好懂，但真正發生時相當危險，這種狀況是由於大量的出血或嚴重感染，造成身體的凝血因子被消耗殆盡，以至於出血無法停止，就算用子宮收縮藥物也沒有用，嚴重時可能造成死亡。

11. **藥物過敏**：某些麻醉藥物或強力的子宮收縮劑可能產生過敏，不過狀況通常不厲害，極少數的人可能產生氣管痙攣，需要醫師施予急救。

12. **羊水栓塞**：週數比較大的流產手術發生機率較高，但還是非常少見，造成的原因不明，可能與子宮過度收縮有關，不過死亡率很高。

13. **子宮頸沾黏**：手術使子宮頸受傷並導致沾黏阻塞，之後經血會排不出來，而產生厲害的經痛。

14. **子宮腔沾黏**：手術器械有可能破壞子宮內膜，經過一段時間後，子宮內腔就可能沾黏，造成經血減少、經痛、不孕等問題，以往手術常用刮的方式進行，造成這一類問題的機率比較高，現在多半用真空吸引的方式，危險性已大幅降低。

對許多曾經流產過的女孩子來說，手術是她們最不願面對的回憶，但是在心靈受創的同時，如何確保身體無恙是非常重要的，雖然上面提到了這麼多人工流產相關的併發症，但是在設備齊全、有經驗的醫師操作下，發生的機率很低。如果慎選醫師，醫師也能充分了解妳的身體狀況，在進行手術時多一分注意，應該就能避免問題發生，也不致於影響到將來的受孕能力。

註：此篇文章為吳伯瑜醫師的著作，並取得他的授權，得以收錄於本書中。

流產後身體的變化及調養

當媽媽或許是每個女孩都曾經想過的事情，然而，許多人卻從來沒有想過自己會流產，不管是懷孕不順利或是來得不是時候，選擇流產或許是一種解脫，但更多是不得已的決定。在面對流產時，心裡的徬徨常會讓妳疏忽了對身體的照顧，很多人在流產後覺得身體變差了，以前健步如飛，現在走一小段路就會腳痠，以前從不感冒，現在卻三天兩頭的小病不斷。

一般正常生產後的變化及調養，網路上可以很容易地找到這方面的資訊，家人也會給予適當的照顧。可是流產的女性可能根本不敢讓別人、甚至是家人知道，也不知道該怎麼做才能快一點恢復健康，現在就讓我說明應該知道的訊息。

流產後的身體症狀變化

● 懷孕 12 週以前：

1. **手術流產：**懷孕造成的噁心、嘔吐、暈眩、呼吸困難等症狀在手術後 1～2 天內就會消退很多，不過術後的一星期會覺得身體比較疲倦、沒精神。此外，由於醫師可能會開幫助子宮收縮的藥，再加上出血，以及子宮復原的過程，可能會產生下腹的悶痛感，但是通常不會很痛，痛的時間也不會持續很久。

2. **藥物流產：**懷孕症狀消退的時間會比較慢，視胚胎排出及絨毛激素下降的速度，可能要到一星期以上症狀才會比較好，同樣的，腹痛的情形也會持續久一點。

● 懷孕12週到20週

　　由於週數比較大，因此懷孕產生的身體變化比較明顯，外凸的肚子在流產後雖然會變小，但堆積的脂肪、水分不會這麼快消失，所以有的人會覺得為什麼流產後還是這麼胖，如果之後飲食控制得宜，體重應該會在一個月之內回復正常。此外，由於懷孕期間泌乳激素升高很多，因此流產後可能會有漲奶的現象，此時要盡量減少乳房的刺激，穿寬鬆一點的胸罩，不舒服時可以冰敷，如果症狀還是沒有改善，應該請醫師治療。

流產出血的時間

● 藥物流產

　　出血的時間一般約兩星期左右，但是部分的人可能會出血相當久，甚至斷斷續續超過一個月，有時還會接續到下一次的月經，原因可能是週數比較大、凝血功能較差、有殘餘的組織等，如果置之不理的話，長期的出血可能造成貧血、感染等問題。當我們碰到這種情況時，會先確定是不是還有殘餘的組織、血塊在子宮中，如果判斷吃藥的效果不好，會考慮以手術清除，若只是子宮內膜復原不佳，內分泌或卵巢功能失調，一般用藥物加以調理就可以了。

● 手術流產

　　手術後的出血通常比較少，約7～10天左右，通常在術後的2～3天血量會非常少，之後可能又會多一些，這是因為雖然手術時將子宮的內容物清乾淨了，但是在子宮內膜恢復之前還會有新的出血，這些出血由於子宮腔還沒有縮小復原，因此會聚集在裡面，等到子宮回復，荷爾蒙影響減小，以及妳的身體活動增加後，會慢慢排出。出血比較久的原因可能是局部凝血功能較差、胚胎著床位置復原較慢，或是子宮構造異常、手術本身的併發症與

感染等原因。

流產後驗孕反應何時消失？

在醫師確定妳已經流產完全後，有些人不放心，會自己再驗孕看看，當看到驗孕棒仍有兩條線時，常常會緊張地去找醫師，以為沒有流乾淨。其實這是因為在流產之後，存留在身體裡造成驗孕陽性反應的絨毛激素還會存在一段時間。以下是各種流產狀況絨毛激素恢復正常的時程，也就是說過了這段時間驗孕就不再呈現陽性：

流產狀況	天數	平均天數
自然流產	9～35天	19天
人工（藥物、手術）流產	16～60天	30天
子宮外孕	1～31天	8天
子宮外孕（輸卵管切除）	5天	

妳會注意到，在人工流產之後，有的人甚至到2個月驗孕反應才消失。

流產後月經的恢復

從手術的那天，或吃藥的第一天開始算，流產後第一次月經來的時間通常比妳以前的月經間隔久一些。如果以前是一個月的間隔，第一次月經來可能要一個半月到兩個月，因為胚胎要花一段時間才會流掉，因此月經恢復的時間可能比較慢。懷孕的週數越大，月經恢復的時間也會延後，不過這些情況都有個別的差異。

什麼時候可以開始有性行為？

在流產確定，沒有出血後約一星期比較合適，太快有性行為，一方面可能會造成感染，一方面因為子宮內膜還未恢復穩定，在性行為後容易產生出血及腹痛。

流產後的避孕

避孕的問題有時真的很頭痛，安全期失敗率高，吃避孕藥怕副作用，裝避孕器怕感染，用保險套又不喜歡，殺精劑不方便又有味道，目前好像沒有一個完美的避孕方式。如果妳現階段不想懷孕，應該在回診追蹤時與醫師討論有沒有比較合適的方法。

一般在流產後2星期以上排卵才漸漸恢復，不過恢復的時間常常很難預測，因此不要依賴安全期的計算來避孕，失敗率很高，偶而門診都會碰到剛流產又馬上懷孕的例子，千萬不能大意。避孕藥是可以考慮的方式，如果要服用避孕藥，要從下一次正常的月經來潮時再開始服用會比較好，相關的問題可以參考第260頁「避孕藥的來龍去脈」一文。

避孕器是另外一個常用的避孕方式，在裝了避孕器之後，感染、出血的機會可能增加，感染嚴重時可能會影響到將來受孕，因此一般沒有生產過的女性，比較不建議裝避孕器，而且裝置後也較容易有腹部悶痛等不適感。但我碰過不少一再人工流產個案，因為某些原因無法做好避孕措施，雖然沒有生過小孩，最後還是幫她裝了避孕器，畢竟一直做流產手術，併發症會比裝避孕器來得更大。

流產後的身體調養

流產後的身體調理，中西醫觀點存在不少差異，就像產後坐月子一樣，有許多爭議。我覺得早期懷孕流產，其實並不需要像傳統的坐月子方式，那

也太辛苦了點，不過不管如何，好好的照顧身體，恢復元氣還是很重要的。

1. 充足的休息

　　門診的經驗中，許多出血、腹痛腰痠很久、精神不好的人，常常都是因為流產後沒有適度的休息，工作疲累所造成的。因此流產後一星期內，應該要盡量休息，維持充足的睡眠，如果能夠請假幾天會更好，流產週數較大的人應該有兩星期以上的休息。

2. 營養的補充

　　手術流產後一星期內不要喝酒、咖啡、刺激性的食物、麻辣鍋、冰品等等，以免出血、腹痛增加；藥物流產者從吃藥開始，上述的食品也應避免，等到約兩星期流產確定後再酌量食用。如果平時不挑食，在流產後只要維持正常的飲食就足夠了，如果有貧血或是營養不好的狀況，就要特別注意營養的補充，食物中多挑選含鐵、葉酸、維生素B、C的食物，如豬肝、波菜或綠色蔬菜、魚等，以補充流失的血液。

　　如果一定要中藥進補的話，建議等到流產確定後一星期再吃，生化湯、麻油雞有幫助子宮收縮的作用，不過由於流產後醫師通常也會開立子宮收縮藥物，因此這些東西不一定要食用。

3. 陰部的護理

　　由於出血的時間比較久，長期使用棉墊護墊容易引起陰部不適及感染，要注意定時更換，盡量穿寬鬆棉質的內褲。在有出血的期間，洗澡以淋浴為主，同時可以使用一些pH值為弱酸性的沐浴用品清潔外陰部，但是陰道內不要沖洗。

4. 注意感染徵兆

　　流產最怕的就是發生敗血症，它是一種細菌經由陰道、子宮，感染到全身的疾病，嚴重時甚至會有生命危險，所以如果在流產後有不明原因的發燒、畏寒、全身虛弱現象，要盡快與醫師連絡。

5. 日常生活注意事項

至少兩星期不要搬重物，減少肚子出力的動作，不做劇烈的運動等。洗頭洗澡沒有關係，不過要在浴室內趕快吹乾。在流產後的一、兩星期，身體的抵抗力會比較差一些，容易感冒，要注意保暖。

6. 工作時間的調適

如果必須要工作，應該節制一天的工作量，不要超時，如果需要輪值，如空服員、護理工作，盡量把作息時間調整到一致，也就是不要一下子上白天班，一下子上夜班。

7. 流產後的情緒平復

流產不管是自願或是胚胎不健康，在心裡上都會有一定的壓力存在，男友或是另一半應該要給予最大的關懷，多注意她的身體變化，

平日的瑣事、家事多分擔一些，相信短時間就能復原。如果是孤單一人，更應該化危機為轉機，把目標放在未來。不要忘了，我們這些醫護人員是永遠站在妳這邊，為妳加油的！

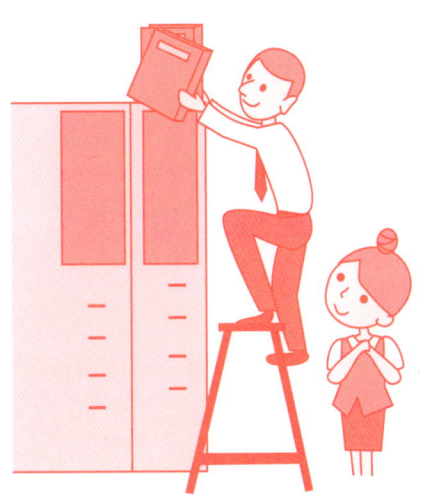

▲ 放置高處的重物，可請同事幫忙代拿。

註：此篇文章為吳伯瑜醫師的著作，並取得他的授權，得以收錄於本書中。

子宮切除還能性福嗎？

　　選擇要做手術治療，通常是因為影響到健康與生活品質，在某些情況下，必須考慮子宮切除的必要性，例如病人的年紀、生育計畫、疾病腫瘤的型態等。在有癌症的疑慮且無生育考慮的時候，通常就會建議子宮切除，其他的狀況需要跟醫生做更全面的討論。例如有肌瘤但接近更年期的患者求診，我們會考量先走藥物治療，讓症狀不影響到健康和生活，協助病患撐過更年期之後症狀就會自然減輕，也就無需動刀。

　　另外，子宮脫垂的狀況，可能是因年紀漸長、常年提重物、生育過多等因素，造成子宮脫垂到陰道內，嚴重會掉到陰道外。但原因不是子宮本身，而是支撐子宮的骨盆底肌肉韌帶鬆弛，若是輕度脫垂也可以透過骨盆底訓練強化，減緩脫垂惡化，最好的骨盆底鍛鍊就是凱格爾運動，練習縮肛及提肛的動作，也有一些復健儀器輔助刺激訓練，這樣效果會更好，當然要避免負重、久站、有些人有重訓健身習慣，但要避免增加腹壓的動作。

　　如果脫垂嚴重影響生活品質，子宮經過檢查沒有病變，也可透過骨盆重建手術，把鬆弛脫垂的部分拉提上來，未必要拿掉子宮。

什麼時候要拿掉子宮呢？

　　就醫療的角度來說，切除子宮是比較簡單的步驟，比起修繕一間房子，拆掉房子就比較簡單，但手術的恢復期也不一樣。尚未生育的女性患者，基本上還是鼓勵以修代拆，先保留生育功能；已生育過的女性，也明確告知不再生育，才需考慮子宮切除。

　　通常會建議切除子宮的患者，通常是子宮肌瘤壓迫的症狀很嚴重，例如肚脹、頻尿、便祕、脹氣、腰痠背痛或是經期不順異常出血，加上沒有生育考慮，門診評估後才會建議患者拿掉子宮，重回正常的健康生活。

但仍有建議切除子宮卻選擇保留的特殊案例。患者是多發性子宮肌瘤，高達2、300顆。一般來說多發性子宮肌瘤通常是建議拿掉子宮，因為若以傳統手術一顆顆切除，傷口面積大，恢復期也比較長，如果傷口和旁邊器官發生沾黏又會有其他併發症。而且手術後一般來說復發率大概30～40%，但復發不一定會有明顯症狀，約1/10有症狀需要藥物或手術治療。但是，患者仍希望保留子宮，不論是否有生育需求，我們也只能選擇割除肌瘤來保留子宮。

有些女性對於子宮的迷思是，如果子宮切除之後，她就不是完整的女人，這是心理上或是信仰的因素，我們僅能就科學的角度和患者溝通，提供醫療建議，至於子宮應不應該保留，決定權還是在患者。除非我們強烈懷疑是惡性腫瘤，或內膜切片後驗出來是惡性，那就會建議患者一定要切除。

子宮會遇到的麻煩

- 肌瘤：肌瘤比較單純，是多長出來的。擠壓正常的肌肉層，切除肌瘤，對正常的肌肉層損傷較少。
- 腺瘤：腺瘤是正常的組織被破壞，使得組織內的好肉變成發炎纖維化的壞肉。腺瘤已經影響組織內的肌肉，就像蘋果壞掉一樣，必須挖掉那一塊肌瘤，子宮正常的部分就會縮小。
- 子宮肌腺症：子宮內膜異位症破壞肌肉層，讓好肉變成發炎纖維化的壞肉，破壞區域是彌散性的叫做肌腺症，若明顯腫一塊可叫做肌腺瘤。若惡化會嚴重經痛，血量很多，甚至不孕，早產或流產的風險也很高。

不可忽視的子宮內膜癌？

內膜癌主要跟飲食習慣有關，例如嗜吃高油脂、甜食，或者本身肥胖、有三高，另外未生育過的女性風險也會較高。臨床上的症狀就是異常出血，月經期間是排卵性出血，屬規律出血，有時候荷爾蒙震盪較厲害會有一些內

膜震落；但若是在經期結束後不規律出血，或是排卵性出血越來越嚴重，就需完整評估出血原因，是否子宮頸有長息肉，子宮內膜息肉或增生，有無肌瘤或肌腺症、生長位置是否影響子宮內膜腔。

如果經過內膜切片證實是內膜癌，最保險的做法就是拿掉子宮及內膜癌分期手術，如果初期只在內膜、細胞病變程度比較輕微，可能選擇以高劑量的藥物抑制，盡快完生育之後切除子宮。若已經沒有生育需求的患者、已經往肌肉層跑的比較深的病變，則建議立即切除子宮及內膜癌分期手術。

沒有子宮還有女性荷爾蒙嗎？

大部分都會保留卵巢，因為卵巢才是女性荷爾蒙最重要的來源。卵巢是提供排卵還有荷爾蒙，跟子宮的功能不同，子宮是寶寶住的房子，所以如果是單純切除子宮，是不會影響卵巢功能，因為卵巢的血液循環來自上外側的血液供應，進到卵巢以後再進入到子宮，子宮還有其他的血液循環，所以卵巢的血液供應基本在上游。如果只是單純的子宮切除手術，會切斷在下游的位置，保留主要供應卵巢的血管，但卵巢仍有10～20%血液供應來自子宮，所以供應卵巢血量會減少一些，但其他循環也會代償性增加，所以整體對卵巢功能影響不大。但是若卵巢本身有其他疾病，或是跟周圍沾黏很嚴重，才有可能影響到卵巢的功能。所以拿掉子宮之後，並不會明顯造成卵巢功能受損而明顯提早更年期症狀的到來，因為荷爾蒙是源自卵巢所分泌。

卵巢癌，也確定未來沒有生育計畫時，分期手術切除手術基本上就會包含子宮、卵巢、輸卵管還有骨盆腔周遭的淋巴腺，還有腹腔、子宮網膜、腸子、肝臟表面完整的檢查，進行卵巢癌手術。但有些患者年紀很輕就罹患卵巢癌，我們會再確認是否有保留卵巢的條件，例如癌細胞只在單側卵巢而且沒有擴散，是低惡性度的或是叫做邊緣癌的，這種非常初期的卵巢癌型態，才有辦法保留健康的單側卵巢與子宮。

次全子宮切除手術：保留子宮頸的好處

　　全子宮切除手術是若切除子宮體連同子宮頸一起拿掉，因為以前子宮頸罹癌機率高。而經多年子宮頸抹片篩檢，HPV人類乳突疫苗施打，漸漸子宮頸癌罹患率死亡率大幅下降，現在的觀念慢慢都了解到，子宮頸事實上是整個骨盆底的肌肉韌帶的重要的銜接處，若把子宮想像成房子，子宮頸就有點像地基的概念，過去拆房子會一起順便把地基拆掉，但是周圍的結構會受到一些破壞。即便切除後會將組織再縫合，但傷害後的組織縫合仍有癒合不良的機會，因此這骨盆底可能因而導致鬆弛，之後陰道頂端、膀胱、直腸的之稱受到影響，嚴重就脫垂掉下來。我個人也執行多例全子宮切除後骨盆鬆弛重建的手術。

　　次全子宮切除等於是保留地基，就像地板的結構，骨盆底下的結構就不會因手術受到影響與改變。若經過評估且子宮頸抹片正常就可以保留子宮頸，我個人比較建議做次全子宮切除，減少骨盆底的傷害。

根據統計，性生活滿意度皆提高了

　　根據統計，不論是全子宮切除還是次子宮切除後，患者的性生活品質都變得比較好，可能因為過去女性受疾病所苦，沒有辦法享受性生活，但術後身體逐漸回復健康，性生活的品質也會變好。如果要比較全子宮切除跟次子宮切除手術的差異來講，大概就是九十分跟八十分的些微差距，基本上次子宮切除手術保留子宮頸，整個骨盆底的結構完全沒有受到變化，性生活品質還會再好一些。

● 性福問題一：生殖器有可能頂到子宮頸嗎？

　　常看A片或是錯誤的資訊傳遞，導致民眾誤以為生殖器可以抵達子宮，其實男生的生殖器進到陰道以後，頂多只會抵達到子宮頸，不可能會穿過子宮頸進入子宮，但是若過度激烈是有可能造成一些傷害。不當使用異物可能

造成陰道撕裂傷,嚴重時甚至會大出血休克並需送醫急診,這些情況比較容易造成子宮受傷。

● 性福問題二:拿掉子宮後陰道是否會鬆弛?

切除子宮不會影響陰道鬆緊,只可能改變陰道長度。如果只是良性的疾病,做單純性的全子宮切除,切除的位置不會改變陰道長度,陰道上端會縫起來;但如果是因為子宮頸癌,或是級別比較嚴重的疾病,做所謂的子宮根除術,就不是單純僅貼著子宮邊緣動手術,範圍可能放寬,可能就會改變陰道長度,如果這種型態的話,陰道一定會變短,三分之一可能就必須要切除。

● 性福問題三:原本子宮空一塊之後會影響性行為嗎?

正常的子宮的尺寸大概4～5公分,約雞蛋大小,不管全或次全子宮切除只要陰道的結構正常是可以維持性生活不受影響。不過全子宮切除後會在陰道上端處做縫合,統計上大約有21％的人縫合處會產生肉芽,性行為的時候可能會出血,不過處理也相對簡單,只要電燒或切除就可解決。

● 性福問題四:子宮切除後卵巢會不會加速老化?

如果手術正常操作,盡量貼著子宮,遠離卵巢,電燒不要太過頭,基本上對卵巢的血液供應及功能影響很小;但如果卵巢本身就有疾病,或是卵巢跟子宮沾黏得太嚴重了,做子宮切除手術的時候或多或少會有一點損害。

● 性福問題五:全子宮切除後需要補充荷爾蒙嗎?

例如潮紅、燥熱、失眠已經嚴重影響到生活,基本上還是可以適量的去服用女性荷爾蒙,但是醫生會先病理化驗卵巢病變與荷爾蒙的關聯性,有些癌症就不能再服用荷爾蒙。

> **重點筆記：手術後仍要定期抹片檢查**
>
> 　　保留子宮頸的患者，每年仍要做子宮頸抹片檢查，雖罹癌風險不會比較高，但是定期追蹤也會大幅降低子宮頸癌發生率。另外，保留子宮頸的患者仍會有 5～10％機率會長肌瘤，透過內診才能正確診斷，也有內診後發現子宮頸長肌瘤後掉進陰道裡頭的案例。
>
> 　　全子宮切除的患者，也須定期做陰道上端抹片檢查，因為陰道也會有癌症風險，雖然機率很低但仍要留意，建議三年做一次抹片檢查。

國家圖書館出版品預行編目資料

女人一定要懂的婦科健康：解答月經問題、子宮肌瘤、
婦科腫瘤、更年期、荷爾蒙等55個問題的完整指南！/
鄔源貴著. -- 初版. -- 新北市：大樹林出版社，2024.09
　面；　公分. -- （名醫健康書；47）

ISBN 978-626-98573-6-4（平裝）

1.CST: 婦科　2.CST: 婦女健康

417.1　　　　　　　　　　　　　　　113010487

名醫健康書47

女人一定要懂的婦科健康

解答月經問題、子宮肌瘤、婦科腫瘤、更年期、荷爾蒙等55個問題的完整指南！

| 作　　者／鄔源貴 |
| 總 編 輯／彭文富 |
| 主　　編／黃懿慧 |
| 內文排版／邱方鈺 |
| 封面設計／ANCY PI |
| 整理新稿／邱月亭 |
| 校　　對／楊心怡 |
| 出 版 者／大樹林出版社 |
| 營業地址／23357 新北市中和區中山路2段530號6樓之1 |
| 通訊地址／23586 新北市中和區中正路872號6樓之2 |
| 電　　話／(02)2222-7270　傳　　真／(02)2222-1270 |
| E-mail ／ notime.chung@msa.hinet.net |
| 官　　網／www.gwclass.com |
| Facebook ／ www.facebook.com/bigtreebook |
| 發 行 人／彭文富 |
| 劃撥帳號／18746459　戶　　名／大樹林出版社 |
| 總 經 銷／知遠文化事業有限公司 |
| 地　　址／222 新北市深坑區北深路三段155巷25號5樓 |
| 電　　話／(02)2664-8800　傳　　真／02-2664-8801 |
| 初　　版／2024年09月 |

定　　價／ 420元　　港幣140元
ISBN ／ 978-626-98573-6-4

版權所有，**翻印必究** Printed in Taiwan
◎本書如有缺頁、破損、裝訂錯誤，請寄回本公司更換。

◎本書為雙色印刷的繁體正版，若有疑慮，請加入Line或微信社群洽詢。